JN229221

世界一効率がいい最高の運動

The world's best and most effective workout

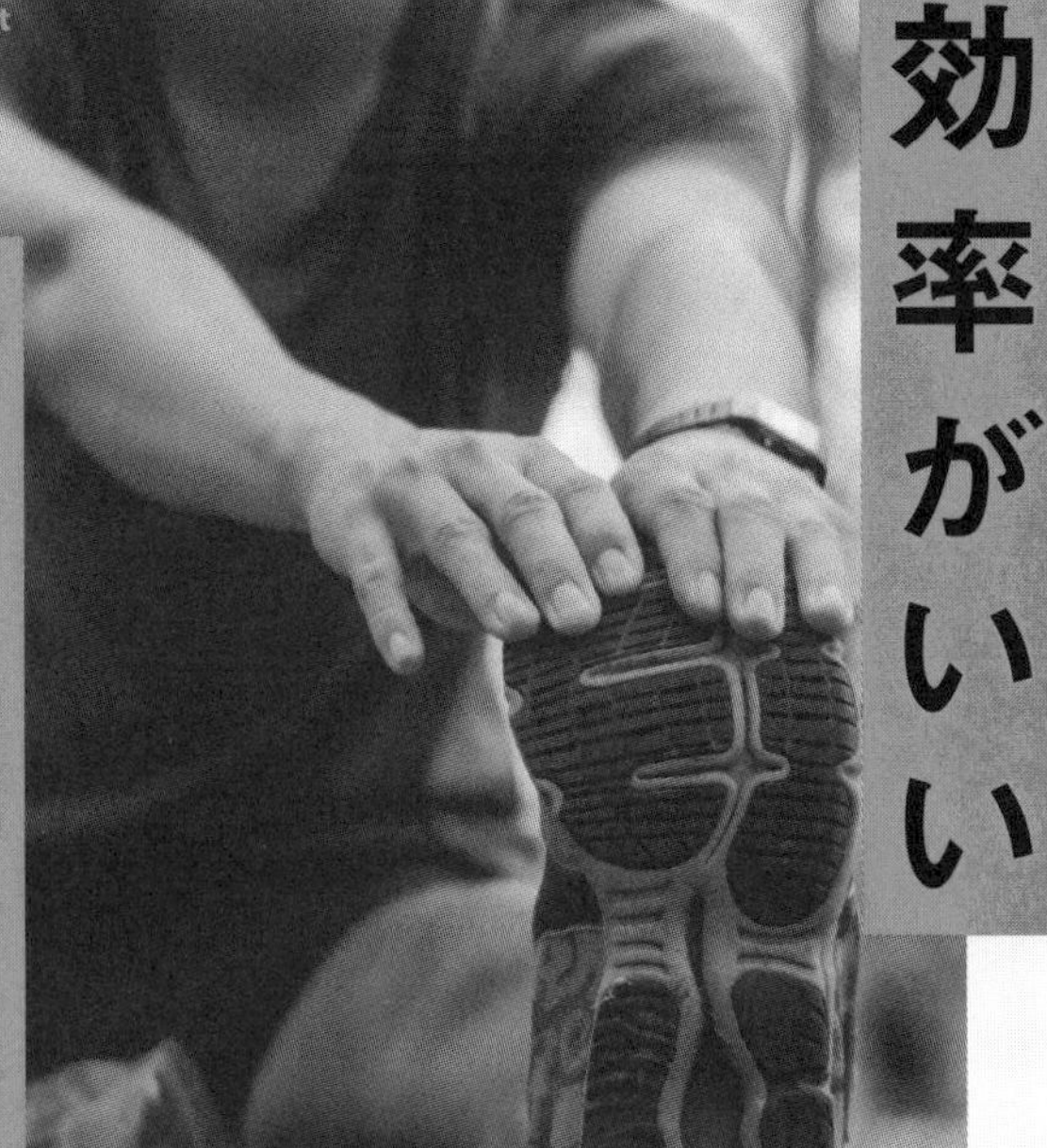

東海大学医学部内科教授
川田浩志

エクササイズ監修
福池和仁（ティップネス）

かんき出版

はじめに

健康診断のたびに医師から「定期的に運動しなさい」といわれているのに、運動が面倒くさくて、なかなかスイッチが入らない人――。

見て見ぬふりをしてきたお腹の贅肉がいよいよ存在感を増してきたが、何から手をつけていいかわからない人――。

昔は定期的に運動していたが、仕事やプライベートが忙しくなりすぎて、まとまった時間が取れなくなってしまった人――。

過去にダイエットやジョギング、ジム通いなどに挑戦して、ことごとく三日坊主で終わっている人――。

「え、それって、自分のこと？」と思われた方に朗報です。

自宅で週に2、3回、1回たった4分の運動をするだけで、ダイエット効

果や筋トレ効果、持久力アップ、血糖値や血圧の改善につながる夢のような運動法があるのです。

その名も**ＨＩＩＴ（ヒット）**。

「High Intensity Interval Training」の略で、高強度の（負荷が高い）運動と休息を短いスパンで交互に行う独特のトレーニングです。

これは、１００年くらい前から一部のアスリートによって実践されてきたトレーニング方法です。

２０００年前後あたりから科学的なエビデンスが増えてきたことでスポーツの世界で市民権を得るようになり、さらにここ１、２年で一般人の健康促進や病気予防、リハビリなどにも有効であることを示す研究結果が続々と登場してきました。

ＨＩＩＴは現在、世界中の医師が注目している運動法です。

驚くべきはこのHIIT、**「超短時間」**というメリットがあるだけではなく、**「有酸素運動」と「無酸素運動」両方の運動効果が得られる**、一石二鳥の運動法でもあるのです。

「有酸素運動」とは、脂肪燃焼につながり、ダイエット効果やスタミナアップに効果があるといわれるウォーキングやジョギングなどの酸素を取り込む運動のこと。

一方の「無酸素運動」は、筋力アップや瞬発力アップに効果があるといわれる筋トレや短距離走などの瞬発的な運動のことです。筋トレを思い出してみてください。グッと力を入れるときに息を止めていますよね。

一般的に「有酸素運動」と「無酸素運動」は別メニューになるため、両方バランスよくやるためにはどうしても時間と根気が必要でした。

特に時間がかかるのが「有酸素運動」です。いざランニングを始めてみようと思っても、「脂肪の燃焼効果を出すには20～30分以上走らないといけない」と知って躊躇(ちゅうちょ)した方は多いはずです。

その点、**HIITなら、有酸素運動（脂肪燃焼）と無酸素運動（筋トレ効果）を同時に達成できて、さらに個別のトレーニングよりも圧倒的に短い時間で済む**のです。

「いやいや、そんなうまい話があるわけがない……」

そう思われる方も多いでしょう。私もはじめてHIITの効果を聞いたときは、興味を引かれたものの、あまりにできすぎた話だったので話半分で聞いていました。

「第一、アスリートには有効なのかもしれないけれど、運動習慣のない人にとっての効果はどうなんだ？」と。私は医師であり科学者ですから、客観的なデータを自分の目で確かめるまでは、どんなことでも鵜呑みにしないのが基本のスタンスなのです。

しかし、HIITに関するさまざまな研究報告や学術論文を調査した結果、私の疑念はきれいに払拭されました。

いまや、HIITの体質改善効果は科学的に証明されています。特に2018年の後半に入ってからは、HIIT関連の調査研究結果が続々と出てきており、それはHIITの効果を裏付けるものばかりです（これらのデータについては主にCHAPTER3で取り上げます）。

私は現時点で、HIITほど「時間のコストパフォーマンス」に優れた運動方法を知りません。

仕事や家事、育児、友だち付き合い、趣味と、常に時間に追われている現代人にとって、「最強最短の運動方法」と確信し、皆さんに知っていただかなくては！　と今回本書の出版を決めました。

運動に慣れていないと、「自分にできるのか？」と不安になる方もいらっしゃるかもしれませんが、ご安心ください。

HIITの運動は、たとえば20秒なら20秒といった単位で時間を区切って、その時間内で運動を高速で行うことが特徴です。

体力のない方が、最初は少ない回数しかこなせなかったとしても、まったく問題ありません。体力がついてきたらそれに比例して、徐々に負荷を上げていけばよいので、無理なく一生続けられる運動法なのです。

「とはいっても、本当に効果あるの？」と思われる方もいるかもしれません。

そこで本書では、科学的なエビデンスを示すのみならず、日ごろの運動不足に悩む30～40代の5名の男性にご協力いただき、実際にＨＩＩＴを体験してもらいました。体験した方たちも、最初は半信半疑でしたが、見事に体重減、体脂肪減、筋肉量アップ……などの結果を出したのです。カバーに載せた写真は、まさにこの体験者のものです。

いかがでしょう？　試してみたくなりましたか？

では、夢のような運動法ＨＩＩＴの効果・効能、やり方を詳しく紹介していきましょう。

東海大学医学部内科教授　川田浩志

『世界一効率がいい　最高の運動』　もくじ

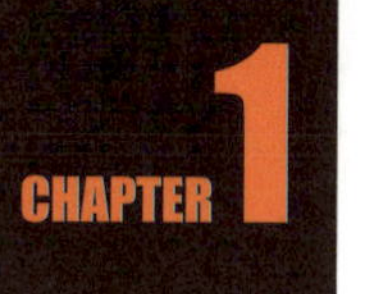

なぜ医師は「運動しろ」というのか？

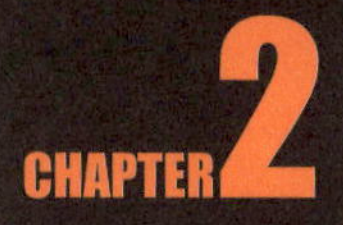

CHAPTER 2 超短時間で結果にコミットするトレーニング法「HIIT」

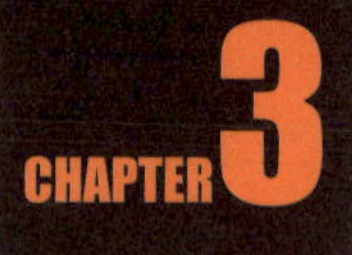

最新の研究でわかった！HIITが科学的に効く理由

CHAPTER 4

まずは1日4分！自宅でできるHIITプログラム

PRACTICE

1 「キツい→慣れる→楽しくなる」で見事5kgの減量に成功！
2 脂肪と筋肉が2キロ分も入れ替わり！ 憧れだった「割れた腹筋」を実現！
3 会社でもHIITを続けて、3キロのダイエットに成功！
4 運動不足で激太りした元スポーツマンが筋肉質のボディに大変身！
5 姿勢がよくなり、敏捷性も復活。階段の上り下りがラクに！

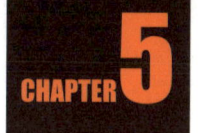

さらに短時間で効果を出す！ HIIT効果を高める食事術

〈STAFF〉

編集協力	ティップネス 郷和貴
写真	吉成大輔(p163〜p192) 清水千恵子(p188〜p192のAfter写真)
動画撮影	吉成大輔
動画編集	今井洋子
モデル	福池和仁(ティップネス)
ヘアメイク	ムロゾノケイト(GiGGLE)
衣装協力	アンダーアーマー(ドーム)
カバーデザイン	西垂水敦、市川さつき(krran)
本文イラスト	伊藤カヅヒロ
本文デザイン&カラーページDTP	清水真理子、谷関笑子(TYPEFACE)
本文図版	齋藤稔(ジーラム)
本文DTP	野中賢(システムタンク)
本文校正	加藤義廣

なぜ医師は「運動しろ」というのか？

CHAPTER 1

1 人生100年時代に最も大切なことは？

２００７年に日本で生まれた子どもの半数は１０７歳まで生きる。

こんな衝撃のデータが明かされた大ベストセラー『ライフ・シフト』（リンダ・グラットン、アンドリュー・グラットン著／東洋経済新報社）の影響もあって、最近は世間話のなかでも「人生１００年」というフレーズをよく耳にするようになりました。

政府も「人生１００年時代構想」を掲げて教育や労働のあり方を議論しています。何といっても日本は世界に冠たる長寿大国ですから、こうした議論はどんどん進めていただきたいと思います。

ただ、医師として少し気になるのは、人生１００年という言葉がひとり歩きを始めた結果、黙っていてもみんな長生きできると思っている人が少なくないことです。

先日も、ある宴席で同世代の友人が「人生１００年時代だってさ。老後40年、何をしよう？学生時代のバンドを再結成してプロを目指そうかな」と、大きくなったお腹をポリポリかきながら笑っていました。その彼には運動習慣がありません。

その友人が長生きしないとはいいません。

しかし、健康的でエネルギッシュで幸せな生活を少しでも長く維持するためには、基本的には「各自が小さな努力を積み上げる」ことが重要だと思うのです。

私は医学研究の現場にいるので、医療技術が日々進歩していることを誰よりも実感しています。平均寿命もきっと伸びるでしょう。**しかし、平均寿命の陰に隠れて多くの人が見落としがちなのが「健康寿命」です。**

健康寿命とは、介護を必要とせず、ひとりで自立的に日常生活を送ることができる期間のことです。「寿命」から「健康寿命」を引いた期間は「要介護期間」ということになります。日本の要介護期間の平均は、次ページのグラフで表したように、男性で約8年、女性で約12年。つまり、寿命が長くても最後の10年前後は誰かに面倒を見てもらわないと、生活がままならないわけです。

その10年間は、果たして「幸せ」といえるのでしょうか？

少なくとも２００１年から２０１６年までのデータを見るかぎり、要介護期間に大きな変動はありません。寿命と一緒に健康寿命も伸びていますが、その差がなかなか縮まらないのです。

１００年人生を思う存分謳歌したいなら、健康寿命をいかに伸ばせるかがカギといえます。

いまの日本は社会保障の面で（税負担に対して）手厚い保護を受けられる国なので、まだ何とかなっているのかもしれません。

しかし、それも現在の話。日本の財政が火の車なのは周知の事実であり、子どもや孫の世

1-1 健康寿命と平均寿命の差

■健康寿命は順調に伸びているものの、依然として平均寿命との開きは平均で 8～12 年ほどある。

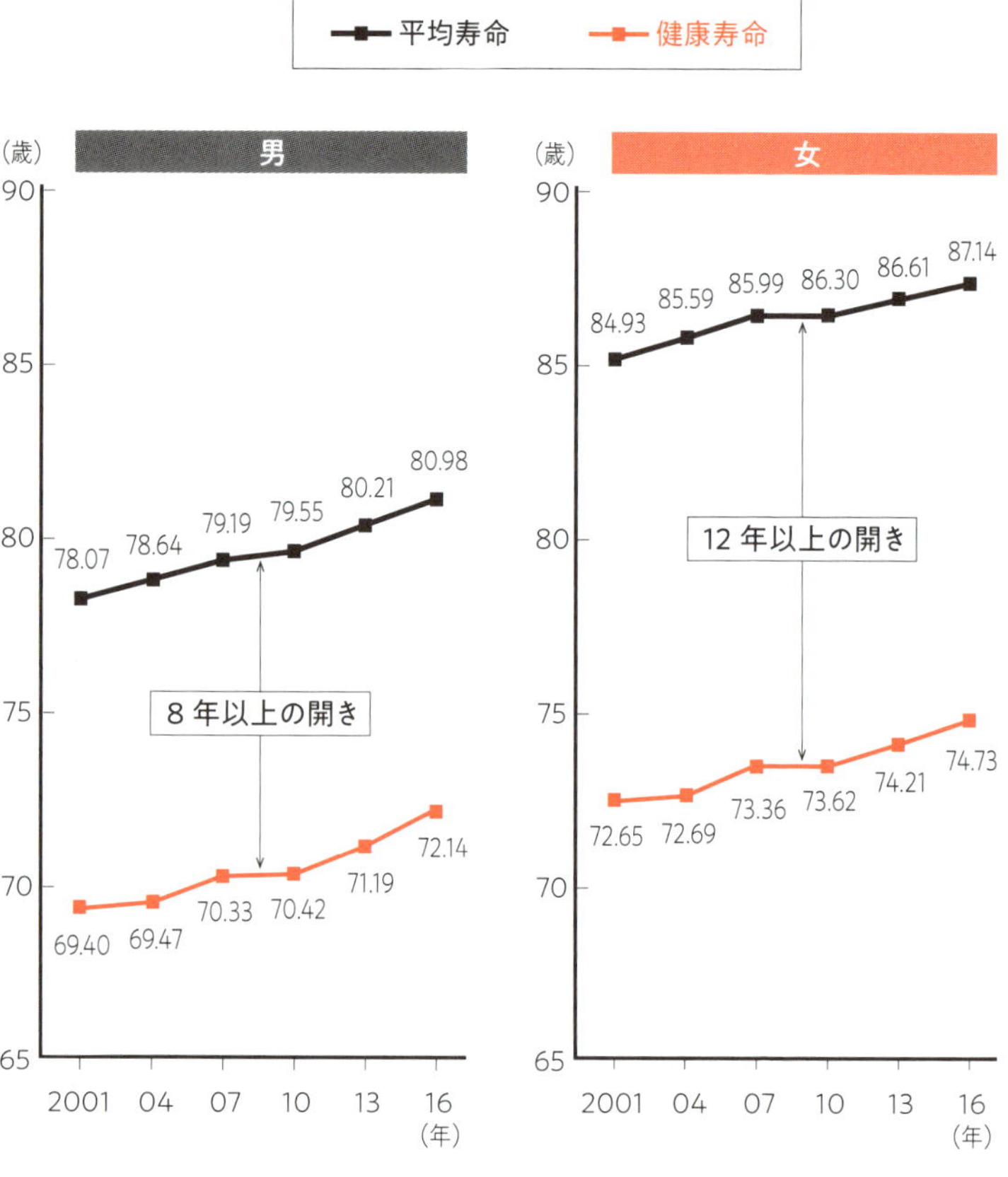

(資料：厚生労働省「簡易生命表」、「完全生命表」、「平成 30 年 3 月 9 日 第 11 回健康日本 21（第二次）推進専門委員会資料」.「図説　国民衛生の動向 2018 ／ 2019」厚生労働統計協会刊をもとに作図)

代に借金を押し付けながらかろうじて国家運営をしているのが現状です。

政府が1年間に支払う国民医療費と介護保険給付費の合計は50兆円を超えました。

その合計値の対国民所得比は、２００１年には8％だったものが、２０１５年には13％まで膨らんでいます。しかも、日本の高齢者（65歳以上）の割合は現在27％ほどですが、10年以内に30％超、20年後には35％を超えるといわれています。

私は何も政府批判をしたいわけではなく、日本国民の方々へ「現制度が未来永劫続くことは期待しないほうがいい」と警鐘を鳴らしたいのです。

いまの制度が破綻したあと、どのような社会保障制度になるのかはわかりません。

しかし、少なくとも私たちは「自分たちのことは自分で守る」という努力をもっとしたほうがいい、といえるのではないでしょうか。

健康寿命を延ばす秘訣は、基本的に2つしかありません。

それは、バランスのよい食事をとり、適度な運動を習慣付けること。

シンプルですが、これが長生きの最強テクニックなのです。

1-2 国民医療費と介護保険給付費の合計は50兆円を超えた

■これからさらに高齢者が増加することで、 国民１人あたりの負担が重くなる一方であることは明白。

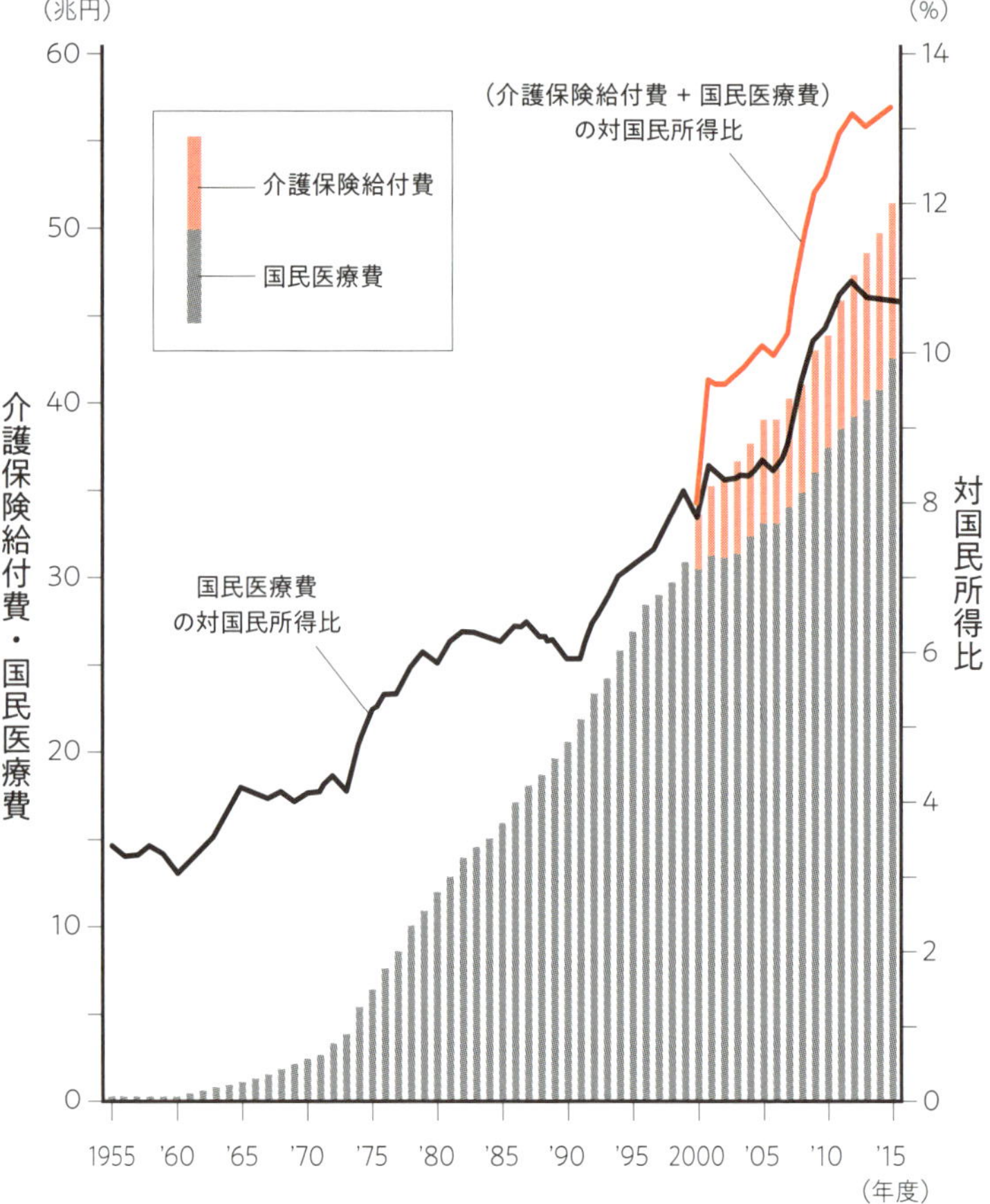

（資料：厚生労働省「国民医療費」、「介護保険事業状況報告」.「図説　国民衛生の動向 2018 ／ 2019」厚生労働統計協会刊をもとに作図.）

2 どんな薬よりも健康に効く運動

ひとことで運動といっても、目的は人によってさまざまです。趣味としてスポーツを楽しむ人もいれば、体力づくりを目的としてジムに通う人や、究極の肉体美を目指して筋トレに励む人もいます。

しかし、実際には、定期的な運動習慣がもたらす効用は多岐にわたります。詳しい内容はのちほど説明していくとして、運動の主な効用を書き出してみましょう。

- ダイエット効果がある。
- 肥満、心臓病、脳血管疾患（脳卒中）、成人型糖尿病、骨粗鬆症になる可能性を低下させ、死亡率を確実に減少させる。

- がんにかかりにくくなる。
- 善玉コレステロールを増やし、悪玉コレステロールと中性脂肪を減らす。
- 血管年齢が若返り、血圧を改善させる。
- 脳の神経細胞を新しく作り出し、認知症リスクを低下させる。
- 若さを保つ上で重要なホルモン（成長ホルモン、DHEA、テストステロンなど）の分泌が維持される。
- 持久力が上がり、疲れにくくなる。
- 基礎代謝が向上して、太りにくくなる。

いかがでしょう？　運動といっても、少なくともこれだけの効用があるのです。

医学の世界ではしばしば「運動は万能薬である」という表現が使われます。

健康診断のたびに医師がしきりに「運動をしましょう」という理由が、少しはご理解いただけるのではないでしょうか。

おまけに、運動はいつ始めても「遅すぎる」ということはありません。**運動習慣のなかった人が、高齢になってから運動を始めても、死亡率は「確実」に下がります。**

いま挙げた運動の効用のなかでひとつ強調しておきたいのは、「運動とがんの罹患率の関係」です。

運動が心臓病や脳卒中、肥満などに効果があるという話はよく耳にすると思いますが、運動ががん対策になるという話は意外と知られていません。

がんは日本人の死因第1位です。国立がん研究センターのデータによると、**日本人の半数以上は生涯でがんにかかります。**

男性は62％とやや高く、女性は46％です。

1-3 半数以上の人が生涯でがんになる

■このデータから、日本人はがんになる可能性が高いといえる。
死因のトップにくることから考えても、十分な心構えと対策が必要だろう。

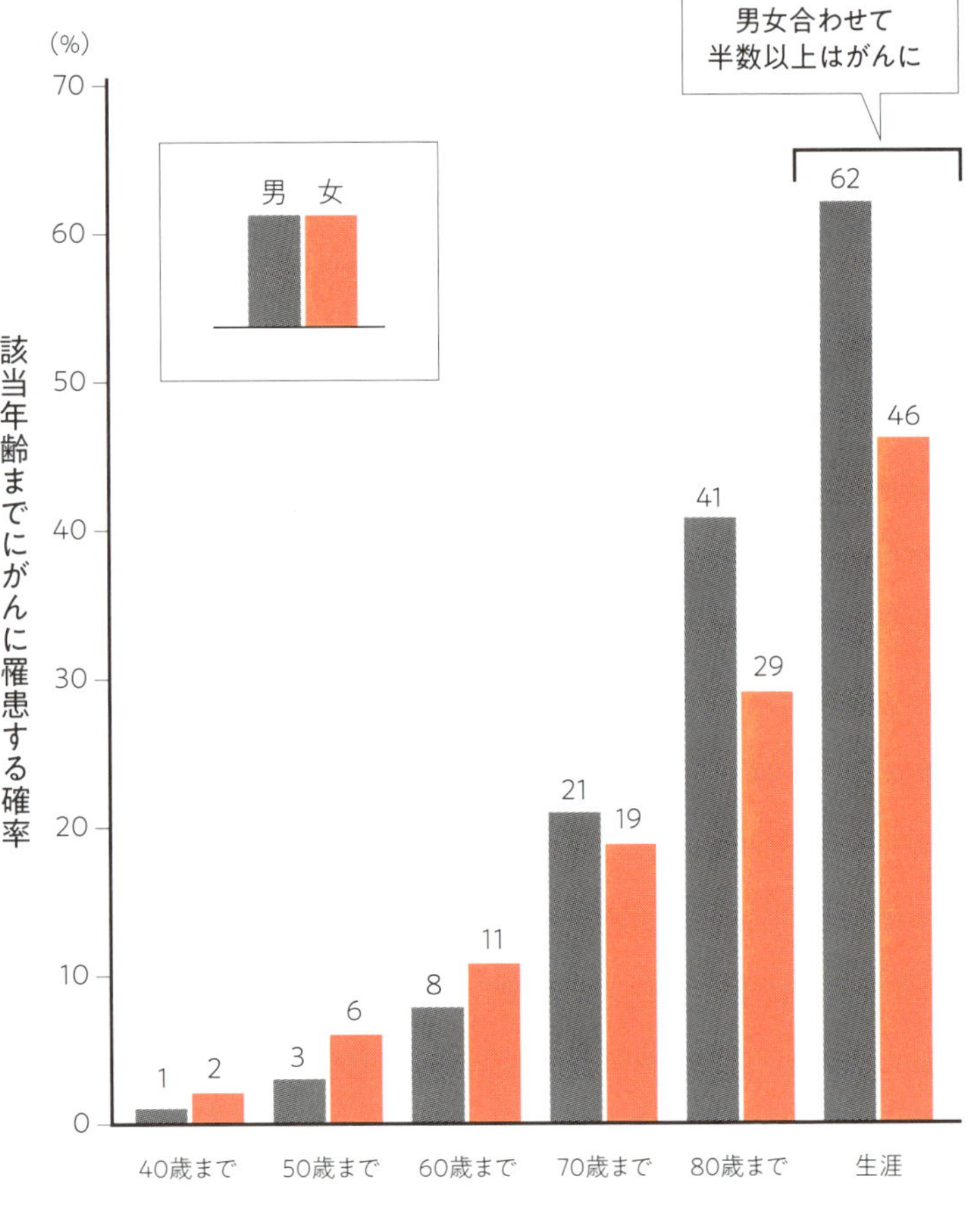

（資料：国立がん研究センターがん対策情報センター.「図説　国民衛生の動向 2018／2019」厚生労働統計協会刊をもとに作図）

運動はこうしたがんの罹患率を有意に低下させることがわかっています。

がんといってもさまざまな種類があります。なかでも、大腸がん（結腸がん）については、昔から運動が確実にリスクを下げるといわれていました。

しかし、最近の研究によると運動は大腸がんだけではなく、左ページに挙げる**13種類ものがんの罹患リスクを低下させるという結果が得られています**。

これは、144万人のデータをもとに、運動習慣とがんの罹患リスクの関係を調査した2016年の研究データです。

ここでは、男女ともに罹患者数の多い「肺」「大腸（結腸、直腸）」「胃（胃噴門部）」「肝臓」や、私の専門である血液のがん（骨髄性白血病、骨髄腫）、また乳がん、子宮（内膜）がんに対しても運動の効果があることが統計上示されているのです。

多くの日本人にとって仇敵（きゅうてき）ともいえるがんを、効果的に予防できる運動の重要性を感じていただけたでしょうか。

1-4 運動は多くのがんのリスクを低下させる

■中等度以上の運動を習慣にしている人は、ほとんど運動しない人に比べて、食道腺がん、肝がん、肺がん、腎がん、胃噴門部がん、子宮内膜がん、骨髄性白血病、骨髄腫、結腸がん、頭頸部がん、直腸がん、膀胱がん、乳がんなど13種類ものがんにかかるリスクが有意に低下することがわかった。

運動習慣のある人のがんの種類	ハザード比
食道腺がん	0.58
肝がん	0.73
肺がん	0.74
腎がん	0.77
胃噴門部がん	0.78
子宮内膜がん	0.79
骨髄性白血病	0.80
骨髄腫	0.83
結腸がん	0.84
頭頸部がん	0.85
直腸がん	0.87
膀胱がん	0.87
乳がん	0.90

ほとんど運動しない人が、それぞれのがんにかかるリスクを「1」としたときの比で表している。
0.3
1.0
1.5
ハザード比

上は、欧米で実施された12個の調査研究の対象者計144万人の男女において、運動とがんの罹患リスクとの関係をまとめて調査したデータ。

（資料：Moor SC ほか, JAMA Intern Med 2016 年）

3 運動をすれば若さが維持される

運動は体を若い状態で維持するためにも必要です。

通常の生活を送っていても運動習慣のない成人の筋肉は、1年で1%ずつ落ちていくといわれています。

この数字だけでもかなりショッキングですが、筋肉に対する負荷が極端に低い生活を送ると、その進行は著しく早まります。

たとえば、高齢者が骨を折って寝たきりになると、それをきっかけに一気に体力が落ちる……なんて話を聞いたことはありませんか？

これは、**ベッドで寝たきりでいると、人の筋肉はわずか2日で1%落ちる**ためです（年齢や個人差はあります）。宇宙飛行士が地球に戻ってきた直後に自力で歩けないのも、重力がない状態で生活をすると、あっという間に筋肉が落ちてしまうからです。

このように、筋肉は負荷をかけないと、いとも簡単に弱っていきます。特に加齢とともに落ちやすいのが、腹筋と太ももの前面の筋肉。これらは男女を問わず、断トツで落ちます。

ですから1日中パソコンやテレビの前で座りっぱなしの人の脚力が弱るのも当然のこと。しかし、何もこれは高齢者だけの話とはかぎりません。

世の中が便利になり体を動かす機会が減り続けている現代人は、**たとえまだ若いように見える30代でも、体を動かさない生活を続けていれば筋肉はすぐに落ちていきます。**

「別にマッチョを目指していないし、力仕事も必要ないし……」

こんなふうに思われる方もいるでしょう。

たしかにそうかもしれませんが、重いものを持ったり、早く走ったりする必要がないからといって「筋肉が落ちても不都合はない」と考えるのは少し危険です。

いわゆる人の「体力」といわれるものを推しはかる重要なバロメーターは、「最大酸素摂取量」です。これは簡単にいうと、「エネルギーを生み出す燃料として、どれだけ多くの酸素を使えるか」を示す数値のこと。

次ページのグラフで表したように、この**最大酸素摂取量も、10年で10%近く落ちていきます**（高齢者を除く）。

そして最大酸素摂取量の決め手となるのは、酸素の運搬を担う「心肺機能」と、酸素の消費とエネルギー産生を担う「筋肉」なのです。体を動かさない生活を続けると心肺機能が落ちるだけでなく、筋肉が萎縮して、筋肉のなかにある、エネルギーを生み出す機能が低下します（のちほど説明しますが、筋細胞のなかに生息するミトコンドリアの量と質が関係しています）。

これが、いわゆる「基礎代謝が落ちる」ということです。

1-5 最大酸素摂取量は歳を取るごとに落ちてくる

- 最大酸素摂取量とは、1分間に体重1キロあたりに取り込むことができる酸素の量のことで、有酸素運動能力の指標となる（※簡単には測定できない。特殊な装置を付けてトレッドミルや自転車エルゴメータを使用して測定する。段階的に負荷を増していき、負荷を増してもそれ以上は酸素消費が変化しなくなったときの酸素摂取量が、最大酸素摂取量である）。
- 最大酸素摂取量は年齢とともに低下するので、**最大酸素摂取量が増加するということは、身体能力の若返り**を意味する。

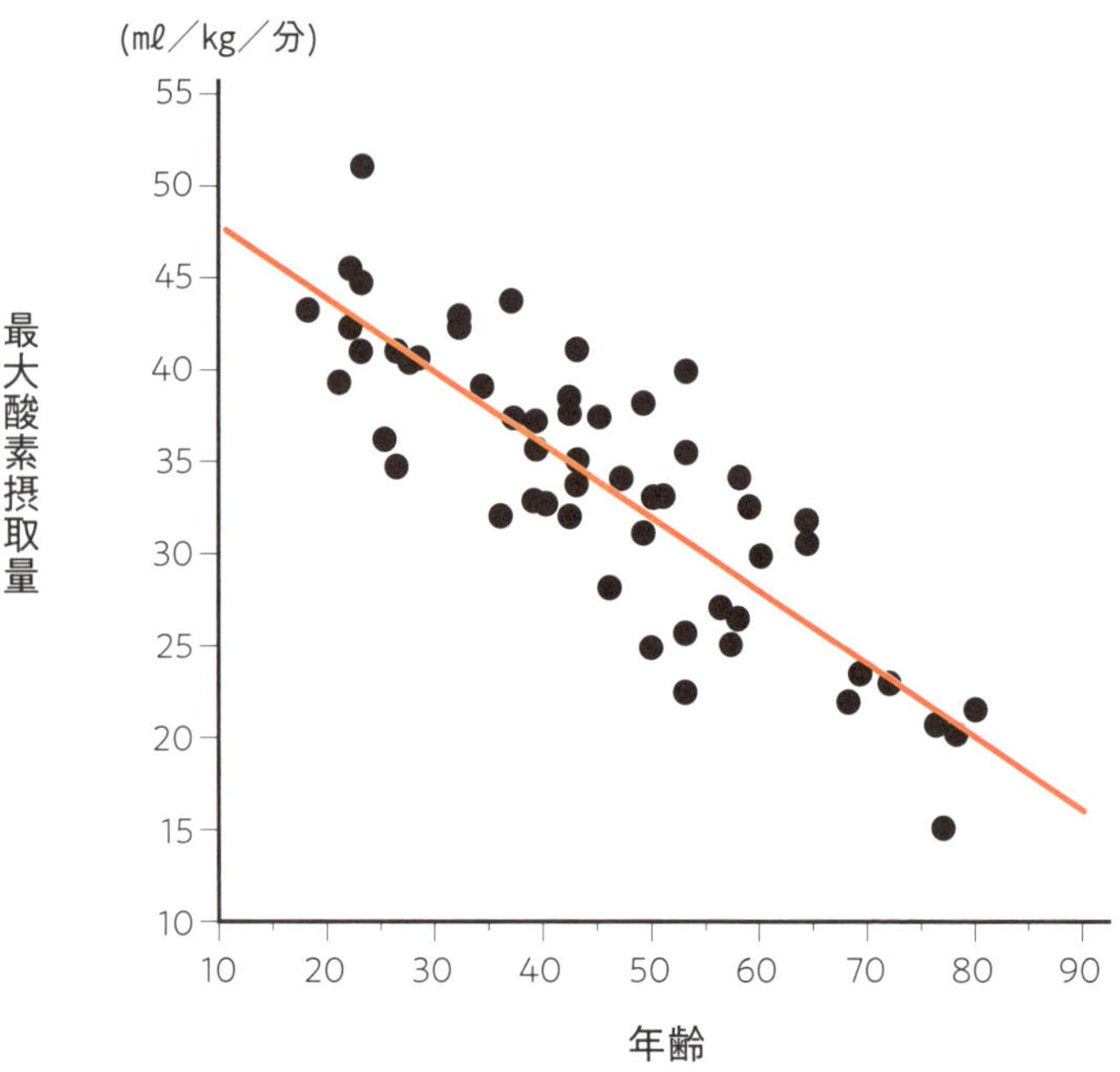

（※グラフの点は被験者1人ひとりのデータで、直線はそれらのデータの分布傾向を表している）
（資料：Houmard JA ほか, J Appl Physiol 1998 年）

エネルギーが作られにくくなると、とても疲れやすくなります。運動不足の人がたまに長距離を歩いたりすると、激しい運動をしたわけでもないのに、翌日に疲れを持ち越すことがあります。これは、筋肉量が落ちているからです。

日ごろ運動をしていないと、

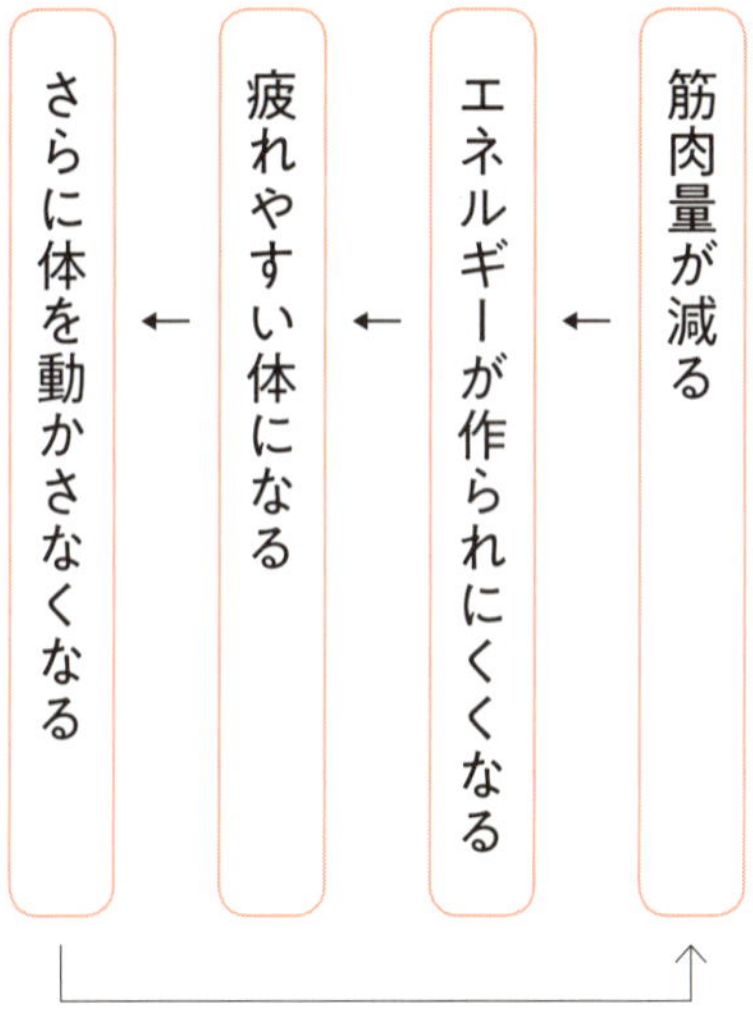

筋肉量が減る
↓
エネルギーが作られにくくなる
↓
疲れやすい体になる
↓
さらに体を動かさなくなる
↺（筋肉量が減る へ戻る）

といった悪循環に陥っていきます。

また、エネルギーが作られにくい体になると、エネルギーに変換されない栄養分（糖質）が体内で行き場を失います。

それが体脂肪に変わり、肥満やメタボリック症候群、生活習慣病、および老化の原因となるのです。

筋肉は、何も重いものを持つときだけに活躍するわけではありません。**普段の生活を送っているときも「エネルギー産生」と「余分なカロリーの消費」という大事な仕事をしてくれています。**

人の基礎代謝は20歳前後をピークにどんどん下がっていきますから、若いときと同じような食事を続けているのに、運動でカロリーを消費していないなら、脂肪がつくのは自然の摂理なのです。

本書で紹介する新たな運動法HIITは、「筋肉量アップ」と「心肺機能の向上」を一石二鳥でねらえる画期的な運動です。

その結果、最大酸素摂取量、すなわち体力もみるみる改善していきます。

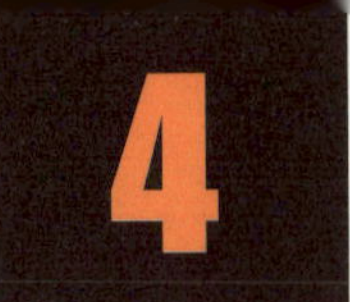

4 運動は仕事のパフォーマンスを上げる

読者の方が「仕事のパフォーマンスを上げたい」と思われているなら、なおさら定期的な運動を勧めます。

最近は働き方改革も相まって、しきりに「生産性のアップが課題」といわれるようになってきました。

ただでさえ忙しいのに「もっと短い時間で、同じ成果を出しなさい」と上から命じられて、四苦八苦されている方も多いことでしょう。

仕事を効率よくこなすためのハック術はたくさんありますが、**自分のパフォーマンスを最大限に引き出すひとつの答えは、間違いなく運動**です。

運動を習慣付けることによって、体調をベストなコンディションで維持したり、疲れにくい体にするといったわかりやすいメリットは当然あります。

しかし、実は**運動をすることで、人の認知能力（高次脳機能）も高まる**のです。（詳しくはCHAPTER3で説明します）。

最近では、運動の重要性を理解している方が増えてきたのではないでしょうか。

実際に、かつての仕事のことだけを考えるモーレツサラリーマンに比べ、現代のビジネスパーソンは運動への意識が高まっていることを感じます。

医師の世界を見ても、私が20代のころの先輩医師たちは「医師の不養生」ということわざ通り、自分の健康には無頓着という先生が珍しくありませんでした。

しかし、最近では激務の合間をぬって、体力作りに努めている先生も少なくありません。

5 わかっているけど……運動しないのはなぜ？

医学的に見ても、こんなに体にいいことづくめの運動。みなさんも「運動はしたほうがいいのだろう」とうっすら感じているのではないでしょうか。

ですが、実際に運動習慣が定着している人はあらゆる年代を見ても少数派です。

次ページに挙げた厚生労働省のデータを見てみましょう。

まず男性を見ると、運動習慣者の割合が最も少ないのが30代で18・4%。40代も低くて20・3%で、**日ごろ運動しているのは、5人に1人**ということになります。

そして50代、60代、70代と年齢が上がるにつれ、運動習慣者の割合は増えていきます。これは、自分の体力の衰えを実感することで「お尻に火がついた」ということかもしれません。

1-6 運動習慣は50歳代までで3割を下回る

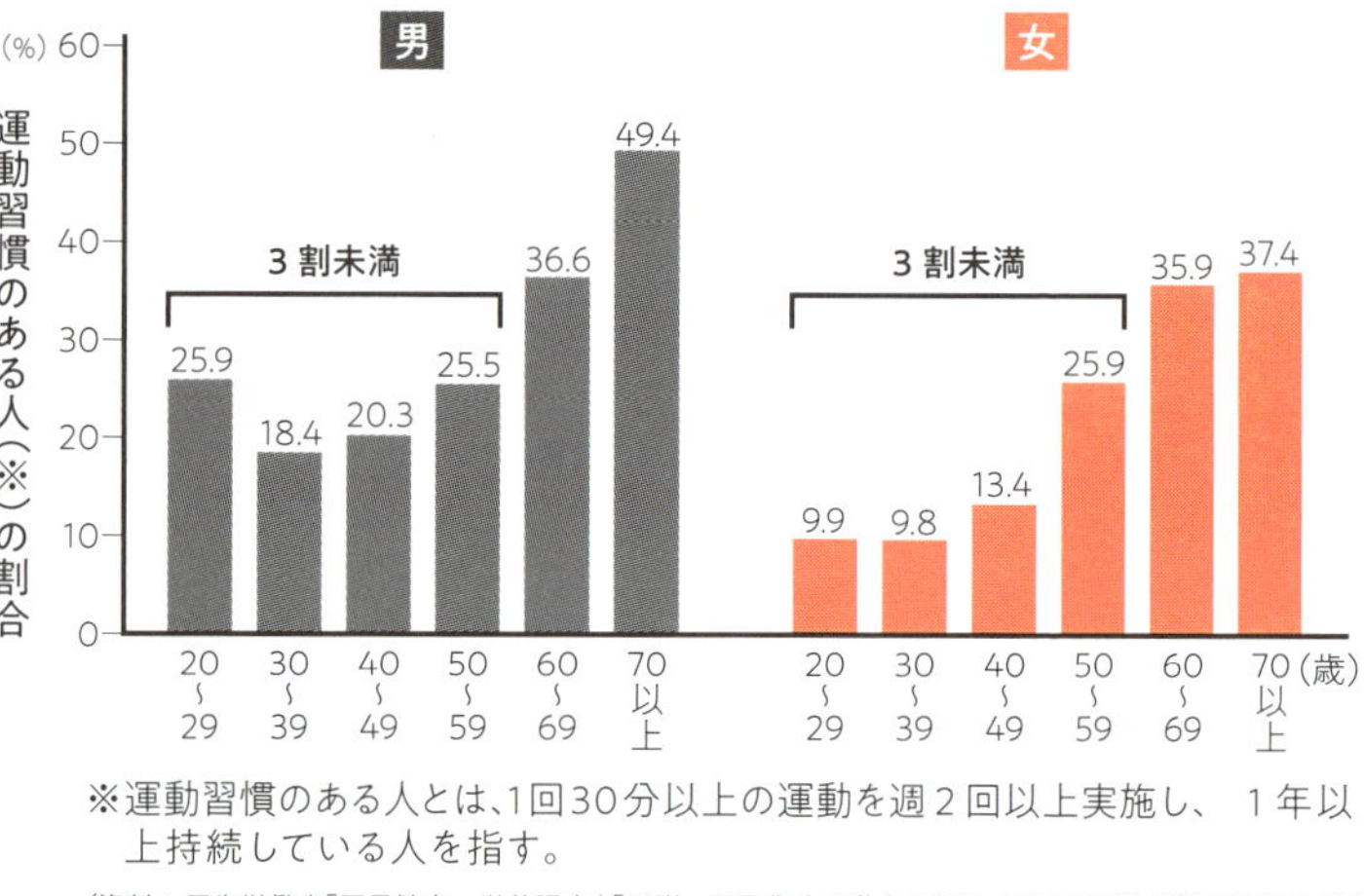

※運動習慣のある人とは、1回30分以上の運動を週2回以上実施し、1年以上持続している人を指す。

(資料:厚生労働省「国民健康・栄養調査」、「図説　国民衛生の動向 2018/2019」厚生労働統計協会刊をもとに作図)

女性はさらに男性よりも運動習慣のある人が少ない傾向にあります。

特に20代、30代は10%(10人に1人)にも満たず、40代でも13・4%にとどまっています。ではなぜ運動を習慣付けている人が少ないのでしょうか?

2015年に内閣府が行った調査結果(次々ページ)を見ると、**直近1年間に運動をしなかった人が最も多く掲げている理由は「仕事(家事・育児を含む)が忙しくて時間がないから(42・6%)」。**

たしかに、現代人にとって「忙しさ」は大きなネックです。

仕事・家事・育児で忙しいのはもちろん、いまは各自がスマホを所持しているので、何かしら「常にやることがある」状態。忙しさのあまり、眠る時間もしっかり確保できず、慢性的に寝不足……という方も多いのではないでしょうか。

のちほど触れますが、実は「睡眠時間が短いと血糖値が上がりやすい」というデータもあります。アメリカの糖尿病患者は大部分が肥満ですが、日本の糖尿病患者の半数は太っていません。因果関係はまだ立証されているわけではないものの、日本人の睡眠時間は先進国のなかでも短いほうで（２０１６年のＯＥＣＤの調査では、ＯＥＣＤ加盟国中、最短の睡眠時間）、食生活だけではなく、睡眠不足も要因になっている可能性は否めません。

「運動時間がとれない」という方も、ＨＩＩＴなら数日に１回、数分で済みます。

ストレッチやクールダウンを入れても、全体で10分ほど。

これくらいなら現在の生活スタイルを大きく変えることなく、睡眠時間を削ることもなく、容易に運動習慣を生活のなかに組み入れることができるのではないでしょうか。

1-7 運動・スポーツを行わなかった一番の理由は「忙しい」から

運動やスポーツを行わなかった理由を聞いたところ、「忙しい」が筆頭に挙がった。

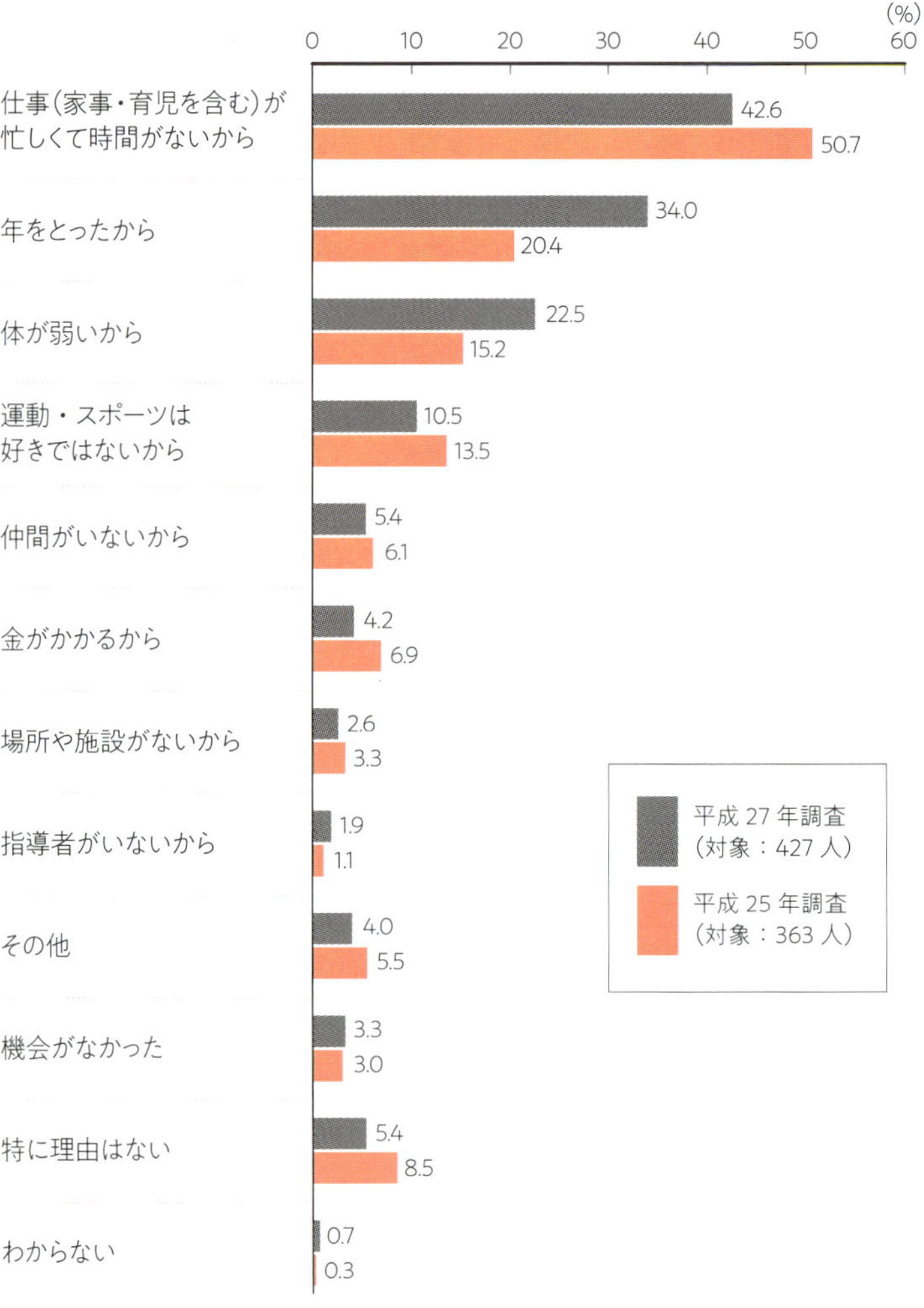

(資料：「平成 27 年度東京オリンピック・パラリンピックに関する世論調査」内閣府)

実際、かつて出勤前のジョギングにチャレンジしたものの、「早起きがツライ」という理由で運動を挫折した私の知り合いにＨＩＩＴを勧めたところ、いまだに続けられていると聞きました。

運動をドロップアウトする要因として「時間的拘束」だけではなく「肥満」も調査結果からわかっています。肥満体型の方は、筋肉が減った代わりに「脂肪」という重りを体にぶらさげているような状態ですから、標準体型の人と比べると運動自体のツラさが増しますし、ひざなども痛めやすいので、心理的ハードルは高いでしょう。

しかし、これもやはりＨＩＩＴなら体が悲鳴を上げる前に短時間でサクッと終わるため、肥満体型の人でも無理なく続けられるのです。

夏の薄着シーズンを前に、一時的に痩せたり筋肉をつけたりすることを目標にするのもよいのですが、せっかく運動をするなら「健康維持」を最上位の目的としてもらいたい、というのが医師の本音。私は、**「運動は続けることに意味がある」**と考えています。

短時間で終わり、専用器具や広い運動スペースがなくてもできるＨＩＩＴは、長く続ける運動としても最適ではないでしょうか。

COLUMN

体の衰えは中年期から始まる

日常動作の障害や低下が、中年期にも起こりうることをご存じでしょうか。そのことを明らかにした調査結果が、2017年、カリフォルニア大学の研究者によって『アメリカ内科学会誌』という科学誌で報告されています（※）。

彼らは、日常動作（①入浴、②着替え、③移動、④トイレ、⑤食事）に支障のない50歳から56歳の男女を対象に、2年おきに最長20年間、これらの日常動作について追跡調査を行いました。

結果、50歳から64歳のあいだに、5つの日常動作のうち1つ以上に支障をきたした人の割合は22％（約4人に1人）にものぼることがわかりました。さらに、このうちの9％は、2年後、別の日常動作に支障をきたすようになり、4％は死亡（つまり若死に）してしまったのです。この調査を行った研究者は、中年期から身体機能の低下を防ぐ策を講じるべきだと結論しており、私はその方法として、HIITが役立つと確信しています。

（※参考資料：Browm RT ほか，Ann Intern Med 2017年）

CHAPTER 2

超短時間で結果にコミットするトレーニング法「HIIT」

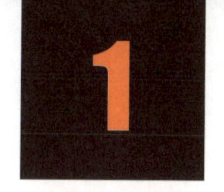

1 短時間で「痩せ＋筋トレ」効果が得られる

ＣＨＡＰＴＥＲ１で運動全般の重要性をご理解いただいたところで、ここではＨＩＩＴの概要について説明していきます。

ＨＩＩＴ（ヒット）とは、「高強度（High Intensity）の負荷のかかる運動と休憩を短い間隔（Interval）で繰り返すトレーニング（Training）」のこと。

ジョギングなどを「中等度の負荷を、長時間持続的に与える運動」と表現するならば、ＨＩＩＴは「高強度の負荷を、短時間断続的に与える運動」と表現できます。

「一定時間だけ集中的に高い負荷をかけ、一定時間休み（もしくは負荷を低くし）、再度、負荷をかける。これを非常に短いピッチで繰り返す」のがＨＩＩＴの特徴です。

2-1 HIITの特徴は「短時間で終わる」こと

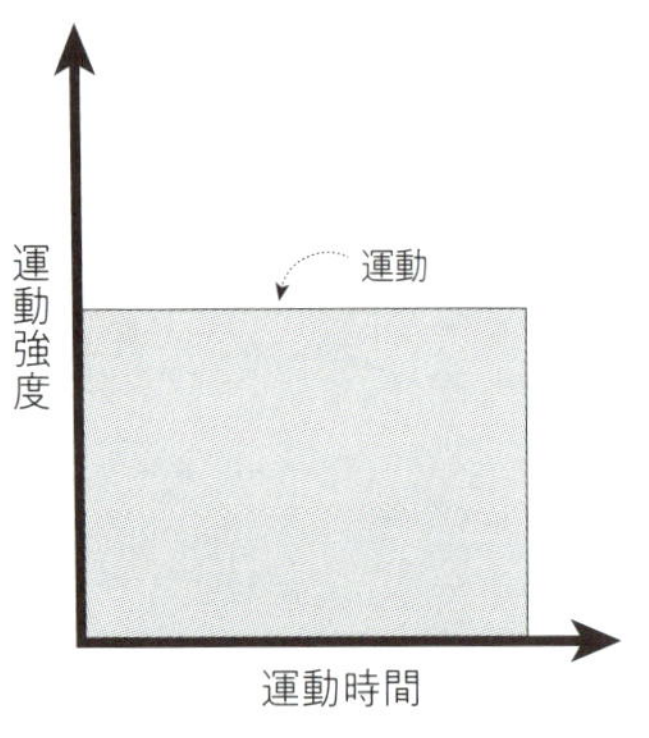

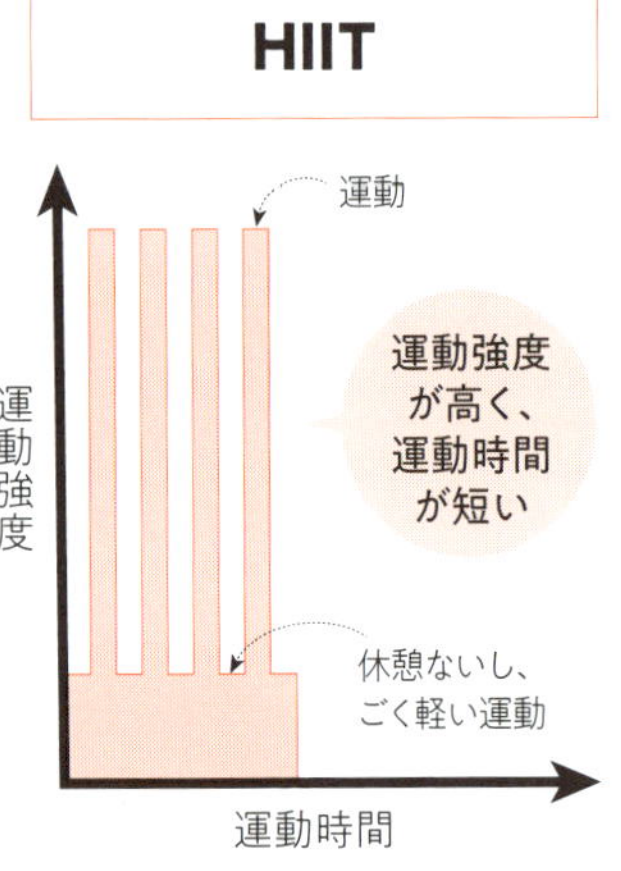

（「Azuma Kほか．Keio J Med 2017年」より改変）

実際にＨＩＩＴで行う運動については、さまざまな種類があります。

■屋内の場合：高速スクワット、高速バーピー、高速ジャンピングジャックなど。

■屋外の場合：短距離ダッシュなど。

■ジムの場合：トレッドミル（ランニングマシンとも）、自転車エルゴメーター（フィットネスバイク、エアロバイクとも）、ローイングエルゴメーター（ボート型）など。

行う運動の種類がたくさんあるということは、かける負荷、１回の連続運動時間、休憩時間、セット回数などの組み合わせは無限大にあるということです。

ＨＩＩＴは、なるべく多くの筋肉を使うとさらに効果的なので、運動メニューは複数の種類を組み合わるのがお勧めです。

さて、アスリートの方であれば競技や自らの課題によって何を鍛えたいのかが異なるので、専門のトレーナーが最適なメニューを考えることになるでしょう。

実際に行うエクササイズについてはＣＨＡＰＴＥＲ４で紹介していますが、本書はプロのアスリートではなく、一般の、特に日ごろ運動習慣のない方に向けて、以下のような視点で運動メニューを選んでいます。

■専用器具を使わない

■自宅でできる

■できるだけ全身を使う

■できるだけ大きな筋肉を使う

バランスよく体質改善をする（持久力アップ&細マッチョ体型）

「筋肉」や「高強度の負荷」といった表現ばかりみると、まるでＨＩＩＴは筋トレのように思えるかもしれませんが、そうではありません。

どんな組み合わせにしても、高強度かつ高速で運動をすると、筋肉が疲れるだけではなく、息が切れます。

それこそ「ゼーゼー」「ハーハー」と必死に酸素を取り込もうとする状態になります。

そしてこの「ゼーゼー」「ハーハー」こそ、ＨＩＩＴの大きな特徴である持久力アップ（＝有酸素運動効果＝最大酸素摂取量の向上）につながる部分。

つまり、**ＨＩＩＴは、筋トレなどの無酸素運動とジョギングなどの有酸素運動との「いいとこどり」ができる**のです。

ちなみに本書で紹介する論文で実施されている運動の大半は、自転車エルゴメーターを使って実験したものです。

なぜかというと、自転車エルゴメーターはペダルをこぐだけの単純な運動で、負荷の調整も容易なため、均等な条件で被験者に運動をしてもらいやすいからです（つまり、データをより正確に収集できるため）。

実験結果の正確性が得られやすいという意味でこのような方法をとっているだけですので、「自転車エルゴメーターでないと、ＨＩＩＴトレーニングができない」というわけではないのでご安心ください。

ＨＩＩＴは全身の筋肉に高い負荷をかけますので、長時間行ったり、毎日行う必要がありません。

もし毎日体を動かしたいのであれば、ＨＩＩＴをやらない日は軽いジョギングをするくらいでＯＫです。

ＨＩＩＴの詳しい効用についてはＣＨＡＰＴＥＲ３でいろいろ解説していきますが、ＨＩＩＴを続けることで得られる改善効果を次ページのリストに簡単にまとめました。

2-2 こんなにある！ HIITの効果・効能

■体力アップやダイエット、病気予防など、HIIT には通常の運動以上に、たくさんの効果・効能がある。

体力・持久力アップ	●最大酸素摂取量アップ ●心肺機能アップ
ダイエット効果	●基礎代謝アップ ●中性脂肪を落とす ●太りにくい体質になる ●アフターバーン効果 （運動後もエネルギー燃焼が継続）
筋トレ効果	●速筋と遅筋の強化 ●機敏さアップ
血糖値を正常に	●空腹時血糖値の改善 ●インシュリン感受性の増加
血管の若返り	●血圧の改善（収縮期血圧、拡張期血圧ともに） ●善玉（HDL）コレステロール値アップ ●悪玉（LDL）コレステロール値ダウン
脳の老化予防	●脳細胞の増加 ●高次脳機能の改善

持久力アップから、脂肪燃焼や筋トレの効果だけでなく、現代人が気になるさまざまな病気や症状を予防・改善してくれるのです。

この効用の多さ、すごいと思いませんか？

もちろん、筋トレやジョギングといった従来の運動方法が、ＨＩＩＴより劣るといいたいわけではありません。

ムキムキの筋肉をつけたいならやはり筋トレが最強ですし、フルマラソンのような長距離を走りたいなら実際に走りこんで脚を鍛えないといけません。

ただ、何度も繰り返すように、**ＨＩＩＴは、従来の運動に比べて圧倒的に短時間で終わり、さらにオールラウンドの効果が期待できる、超効率のいい運動方法**なのです。

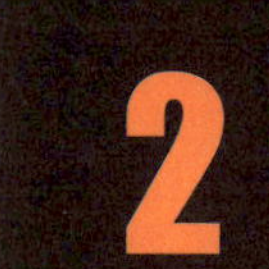

2 医学界でも大注目の効果の高さ

ここで簡単に、ＨＩＩＴの歴史を振り返ってみましょう。

今から１００年以上前に、すでに、オリンピックに出場するようなトップレベルの長距離選手が「全速力のダッシュを何回か繰り返す」というＨＩＩＴのようなトレーニングを実践していたという記述が残っています。

ただ、当時は科学的な証拠に基づいて行っていたというよりは、「こうしたトレーニングを続けていると心肺機能が上がる（＝持久力がアップする）」と、経験上で気づいて、運動メニューに取り入れていったと思われます。

ＨＩＩＴの科学的なメカニズムが本格的に解明されていくのは１９７０年代あたりからです。ただそれも、細々と研究していた人がいたというくらいで、大きな潮流にはなりませんでした。

風向きが変わるきっかけを作ったのは、実はここ日本。

１９９０年代に立命館大学の田畑泉（たばたいずみ）教授が考案したアスリート向けのＨＩＩＴメニュー「タバタトレーニング」を、スピードスケートで金メダルを取った清水宏保（しみずひろやす）選手が練習に採用していたことで知られるようになり、２０００年代からは世界中のアスリートのトレーニングメニューに取り入れられていきました。

ＨＩＩＴならではの時間効率のよさが、試合前に短時間で体を仕上げたいプロアスリートのニーズにうまくはまったのです。

そしてここ数年の間に、ＨＩＩＴはアスリート向けのトレーニングメソッドとしてだけではなく、**一般の人の健康促進や病気予防、血糖値改善、さらには心臓病など大きな病気を**

患ったあとの心肺機能のリハビリ手段としての効果が、医学界で注目されるようになってきました。

私は仕事柄、刻々とアップデートされる医療情報を、論文や医療情報の検索サイトなどを使って日々集め、分析しています。

この本で紹介しているＨＩＩＴに関する科学的データの多くは、２０１７年以降に発表されたものです。もちろんそれ以前にも、スポーツドクター以外でＨＩＩＴの効果に着目した論文はありましたが、あきらかに２０１７年以降は「爆発的」という表現がぴったりくるくらいに発表される研究の数が増えているのです。

さらに２０１８年以降は、複数の調査研究をまとめて解析（メタ解析）した結果も増えてきました。メタ解析のほうが科学的根拠としての価値が高いのですが、それらの結果もやはりＨＩＩＴの優れた効用を指し示すものばかりなのです。

もともとは一部の研究者の仮説に過ぎなかったＨＩＩＴの効果が、いよいよ医学の世界での「常識」になろうとしています。

3

「ＨＩＩＴ＝極限までの負荷」という誤解

インターネット上では、ＨＩＩＴを「極限まで負荷をかける運動」と紹介する記事をたまに見かけます。

そのため、

「アスリートでもない自分にはできない！」

「そんなにツライ運動が長続きするわけがない！」

「そこまで負荷をかけたら逆に不健康では？」

といった心配をされる方もいらっしゃいます。

しかし、本書で紹介するＨＩＩＴは、極限までの負荷はかけません。

実は、ＨＩＩＴは大きく分けて、次の２種類があるのです。

① **オールアウト（all-out）＝最大酸素摂取量や最大心拍数に達する負荷をかけるもの**
② **オールアウトの手前＝最大心拍数の７～８割の負荷をかけるもの**

「オールアウト」という言葉は聞き慣れないかもしれませんが、運動のときに全力、または極限まで力を出し切った状態のことを指します。

読者の方の多くは、プロのアスリートではなく一般の方（それもあまり運動習慣のない方が多いのではないでしょうか）と思いますので、**本書で推奨するのは後者（全力の７～８割の負荷をかけるトレーニング）です。**

前者は「スプリント・インターバル・トレーニング」とも呼ばれ、基本的にアスリート向けです。

前述した「タバタトレーニング」(最大酸素摂取量の170%の高強度で、20秒の激しい運動と10秒の休息を1セットとして8セット、のべ4分間の間欠運動を行うメソッド)は、このスプリント・インターバル・トレーニングの代表的存在です。

運動やエクササイズが好きな方のなかには、「HIIT=最大負荷」「オールアウトしていない運動は、HIITではない」といったイメージを持たれている方が、少なからずいるかもしれません。

これは、「タバタトレーニングがHIITの標準」だと誤認されている影響があると考えられます。

「タバタトレーニング」はプロのアスリート向けトレーニングですので、当然、非常にキツい運動となります。

日ごろ運動習慣のない方が始める運動としては、かなりハードでハードルの高い部類の運動といえるでしょう。

もちろん、すでにジムなどに通われていて運動習慣があり、体力にも自信があるという方は、トレーナーの指導のもと、ぜひスプリント・インターバル・トレーニングにもチャレンジしてみてください。

しかし、一般の方がご自宅でＨＩＩＴを実践することを考えると、極限の負荷をかけることはあまり現実的ではないでしょう。

健康維持のための運動の大原則は、ずばり「安全かつ継続できること」です。

これから詳しく説明しますが、オールアウト手前でもＨＩＩＴのメリットは十分得られるのでご安心ください。

4

全力の7〜8割の負荷でチャレンジ

「オールアウト手前」のＨＩＩＴでかける運動強度は、最大心拍数の7〜8割が目安だと書きましたが、実際にどうやって強度の調整を行えばいいのでしょうか。

一般的な方法は心拍数を目安にすることです。心拍数とは、血液のポンプである心臓が1分間に拍動する回数のことです。そして実は、「人の心拍数」と「運動の負荷（運動強度）」はきれいな比例関係にあります。

そのため、**心拍数は、運動強度を設定する際のわかりやすい目安となる**わけです。

ただ、基準となる最大心拍数を測定するためには「これ以上は絶対に無理！」と感じる極限まで自分を追い込む必要があるので、安全とはいえません。

そのため自分の最大心拍数は次ページの簡易計算式を用いて推測する方法が広く用いられています。

計算が面倒くさいという方のために年代別の目安もあわせて掲載しましたので、参考にしてみてください。

心拍数を計測する一般的な方法は、自分の指を使って脈拍を数える方法ですが、最近では心拍計機能がついた時計が各社から発売されています。スマホのアプリと連動した高機能なものもあります。

ただし、こうした心拍計を使って負荷調整を厳密にしないとＨＩＩＴの効果が出ないというわけではありません。

ＨＩＩＴを行うときの負荷設定は、基本的にご自身の感覚値でもＯＫです。

当然、その日の体調によって感覚値は変わるはずですので、主観を頼りにしていれば、明

2-3 最大心拍数の簡易的な計算方法

■実際に運動して最大心拍数を測定するのは、至難のわざ。そのため目安となる数字がわかる簡易の計算方法があるので、気になる人は計算してみよう。

最大心拍数 ≒ 208 − 0.7 × 年齢

※上下10くらいの個人差はある。

らかにキツすぎるのに数字だけを見て、「心拍数をもっと上げないといけない！」と自分を追い込みすぎることもありません。

主観的な強度としては、「ややキツい」と感じる強度くらいから始めましょう。「最高にキツい」が100％、「非常にキツい」が90％、「キツい」が80％、そして「ややラクである」が60％としたとき、「ややキツい」は70％くらいに相当します（最大心拍数に対する割合的にも）。

もしわかりづらかったら、「ちょっとでもラクだと感じたら負荷を上げる」というシンプル

2-4 年齢と心拍数の変化

■実際に自分の最大心拍数を測定するには、疲労困憊（ひろうこんぱい）になるまで運動しなければならないが、危険も伴うため現実的ではない。そのため、簡易の計算方法や年代別の目安を用いて推測するのが一般的。

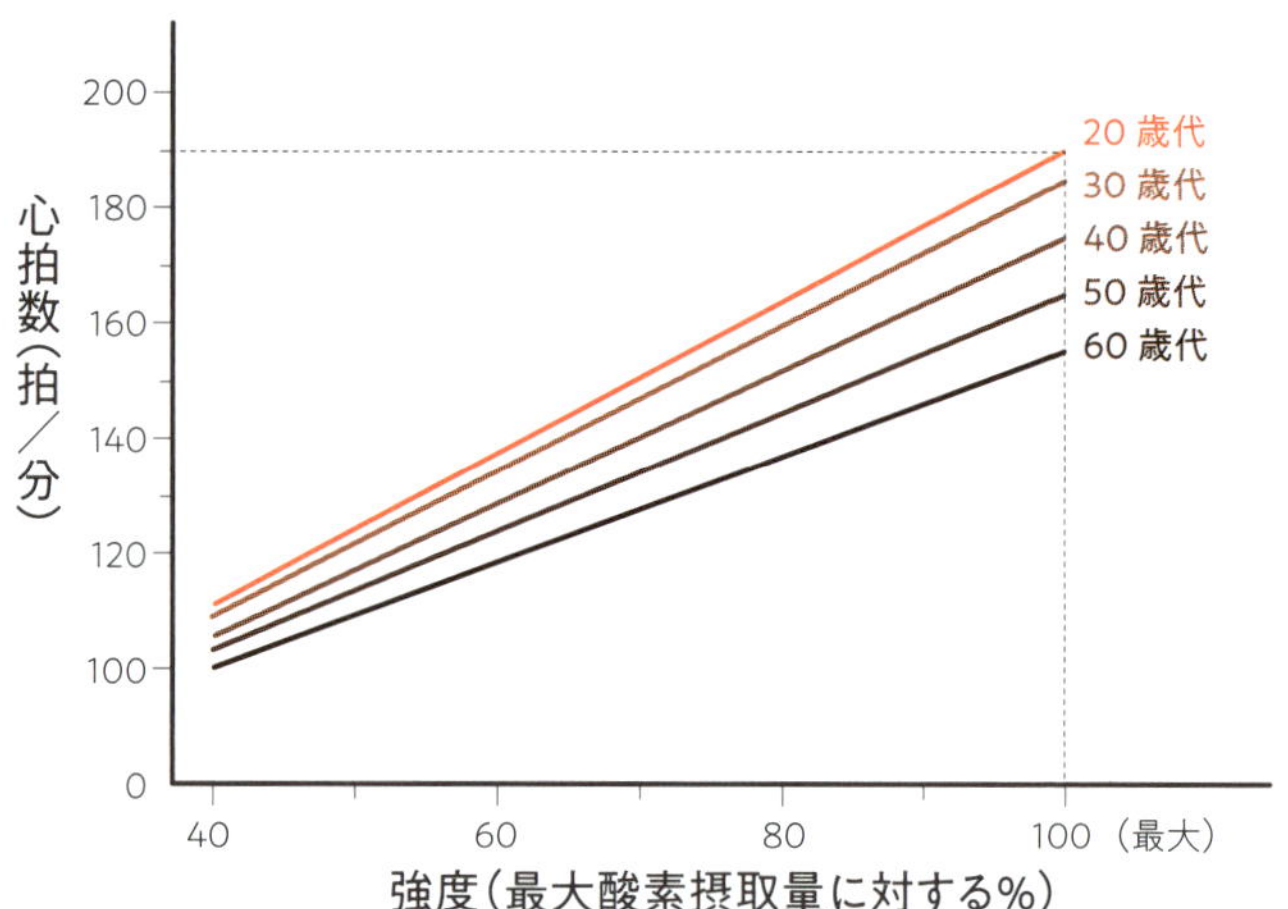

■年齢別の最大心拍数（目安）

年齢	最大心拍数
20 歳代	190
30 歳代	185
40 歳代	175
50 歳代	165
60 歳代	155

（資料：体育科学センター編，『スポーツによる健康づくり運動カルテ』，講談社刊）

な解釈で構いません。

まったくツラさを感じない、もしくは運動後に息がほとんど切れないのであれば、負荷として軽すぎですので、HIITの効果はほとんど出ません。

とはいえ、いきなり無理は禁物ですから、最初は「ややキツい」くらいから始めてみて、慣れてきたら少しずつ負荷を上げていきましょう。

ただし、その場合も「非常にキツい（90％）」と感じるまで追い込まず、「キツい（80％）」くらいにとどめてください。**上限の目安は、運動中に30秒くらいの会話が続けられるかどうかです。**

もし息を整えるので精一杯で、会話がまったくできないくらいの状態になるのであれば、それは強度がキツすぎる（90％を超えている）証拠です。

また、負荷を上げていくといっても方法はいくつもありますが、まずは次ページでご紹介する順番でやってみてください。

2-5 HIITになっているかどうかの基準

■強い負荷をかけるといっても、なかなか測りようがないのが実際のところ。とはいえ、きちんとした負荷がかからなければ、HIITの効果を得られないため、行っている運動が「HIIT」になっているかどうかを感覚的に判断するためのフローチャートを以下に示す。

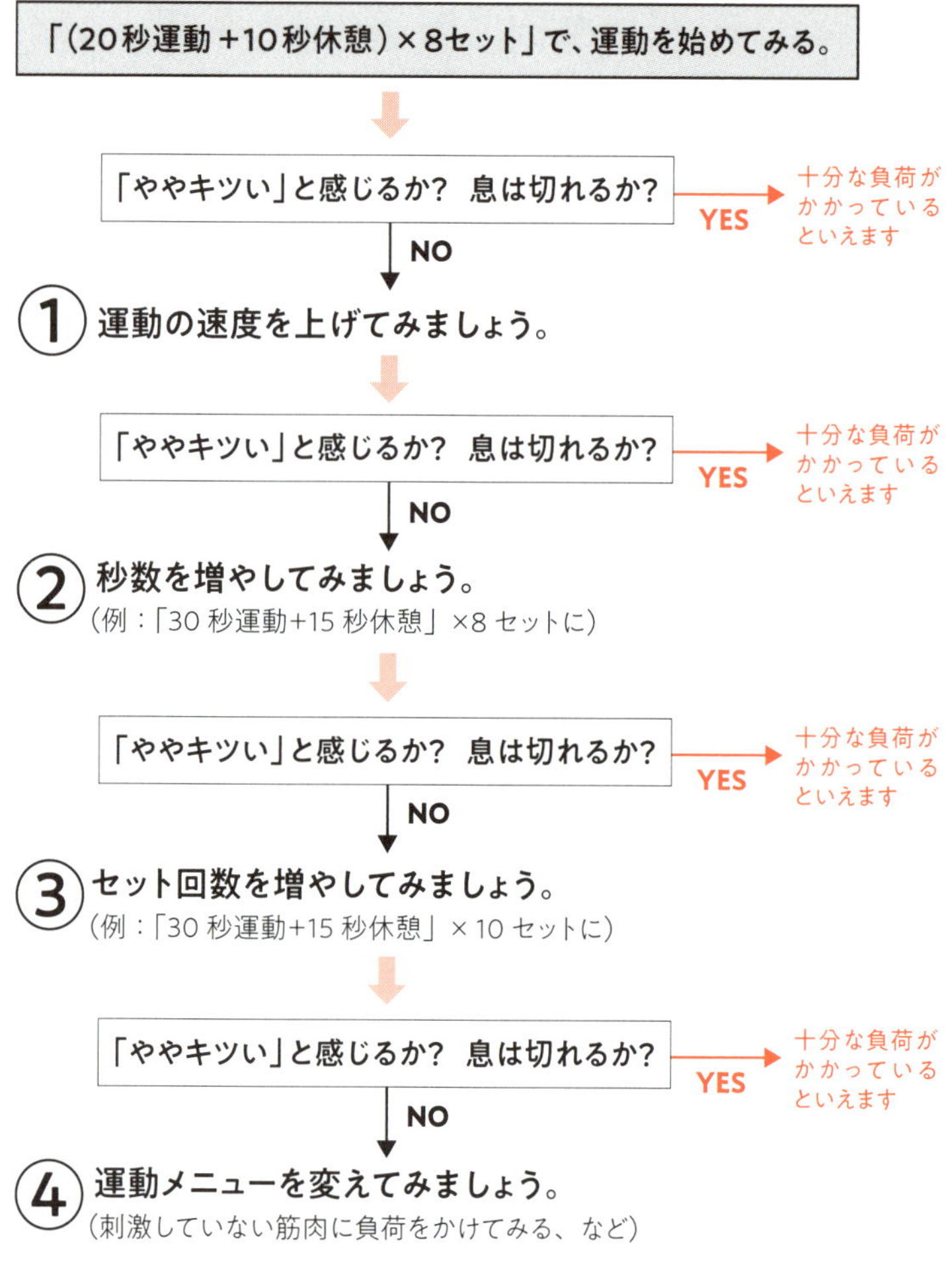

「(20秒運動＋10秒休憩)×8セット」で、運動を始めてみる。
「ややキツい」と感じるか？　息は切れるか？
YES
十分な負荷がかかっているといえます
NO
①運動の速度を上げてみましょう。
「ややキツい」と感じるか？　息は切れるか？
YES
十分な負荷がかかっているといえます
NO
②秒数を増やしてみましょう。
(例：「30秒運動+15秒休憩」×8セットに)
「ややキツい」と感じるか？　息は切れるか？
YES
十分な負荷がかかっているといえます
NO
③セット回数を増やしてみましょう。
(例：「30秒運動+15秒休憩」×10セットに)
「ややキツい」と感じるか？　息は切れるか？
YES
十分な負荷がかかっているといえます
NO
④運動メニューを変えてみましょう。
(刺激していない筋肉に負荷をかけてみる、など)

ただ、性格的な問題として……、次のような方は別の測り方も検討してみましょう。

- **客観的な数値を確認できないと不安がつきまとう方**
- **主観に頼ると確実にラクをしてしまう方**

こういった方で、なおかつ1カ月実践しても成果があまり見られない方は、腕時計型の心拍計などの導入を検討してみてはいかがでしょうか。

「これくらいのペースなのか」ということが感覚で理解できればいいだけの話なので、基準となる感覚さえつかんでしまえば、毎回使う必要はありません。

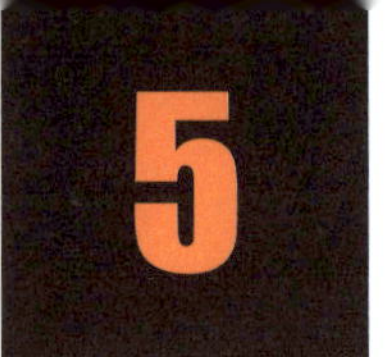

はじめは週2回でOK。継続することが重要

HIITトレーニングを行う頻度については、運動習慣のない方はあまり無理をせず、**最初のうちは週2回で十分**です。

すると徐々に慣れてきますので、**週3～4回に増やしていってみましょう**。

なかには週末しか時間が取れないという方もいらっしゃるでしょうが、筋肉の回復や疲労からの回復を考えると、土日で連続して行うのはお勧めしません。

習慣として定着するまでは「水曜と日曜にやる」といったように規則性を持たせ、スマホのカレンダーなどに、あらかじめ予定として書き込んでおくといいかもしれません。

とはいえ、仕事やプライベートが手一杯になって一時期サボってしまうことも当然あると思います。

そのようなときは、体の有酸素機能が落ちてしまっているため、急に再開してがんばりすぎると確実にツラさが増します（体がついていかないうえに、疲労度が増すため）。

その結果「HIITってこんなに大変だったかな……」と不快感を覚えてしまい、それが原因でHIITをやめてしまう可能性があります。

しかし、**健康で幸せな生活を送るためには、「運動を習慣化すること」がカギになります。**あせる必要はまったくありません。

サボってしまった分を一気に挽回しようとHIITの回数を増やしたり、負荷を上げたりしようとせず、むしろまた「週2回から始める」もしくは「負荷を少し減らす」など、軽めの設定で再開することをお勧めします。

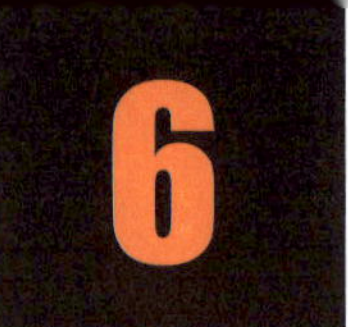

6 最大酸素摂取量はどうやってはかる？

運動強度のもうひとつの目安であり、なおかつＨＩＩＴによる高い改善効果が期待できる最大酸素摂取量の計測は、心拍数よりも測定が難しいといえます。

最大酸素摂取量とは、１分間に体重１キロあたりに取り込むことができる酸素の量（㎖／kg／分）として表されるもので、加齢とともに低下していきます。

テレビなどでプロアスリートなどが、管のついたマスクをつけてトレッドミルや自転車エルゴメーターを使い、全力で運動している光景を見たことはないでしょうか。

あれがまさに、最大酸素摂取量を正確に計測するときに使われる分析法です（「呼気ガス分析法」という)。

段階的に運動の負荷を上げていき、負荷を上げてもそれ以上、酸素消費が変化しなくなったときの酸素摂取量が「最大酸素摂取量」なのです。

また、専用器具を使わない最大酸素摂取量の測定方法もあります。

それが学校などで行われる反復横跳びや20メートルシャトルランなどを用いた、いわゆる「体力測定」のこと。

その測定結果から最大酸素摂取量を推定することが可能です。

ただ、やはり大人になると「体力測定」を受ける機会はめったにありませんよね。

もし、きちんとした測定にご興味がある方は、「新体力テスト実施要項」で検索していただくと、文部科学省のウェブサイトが見つかり、そこで年代別の測定方法を知ることができますので、ご覧になってみてください(http://www.mext.go.jp/a_menu/sports/stamina/03040901.htm)。

7 体を動かす仕組みを知ろう

次の章でＨＩＩＴの効用を裏付けるエビデンスをいろいろ見ていく前に、ひとつ予備知識を学んでいただきたいと思います。

それは、「私たちが体を動かす（運動する）ときの体内の仕組み」です。

これには、**「最大酸素摂取量」**と**「ミトコンドリア」**と**「筋肉」**が関係しています。

この仕組みや関係がわかることで、ＨＩＩＴがほかの運動と比べ、なぜこんなに効果が高いのかという理解が深まるでしょう。

まず、ご存じの通り、私たちが生命活動を維持するうえで欠かせないエネルギー源は、食事から摂取します。

しかし、食物単体ではエネルギーになりません。

体内に摂取された食物を材料にして全身の細胞でＡＴＰ（アデノシン三リン酸）という物質が作られます。

そして、細胞がエネルギーを必要としてＡＴＰを分解。このＡＴＰが分解されるときに、大きなエネルギーが発生するのです。

食物と並んで私たちが生きていくうえで不可欠な酸素は、食物由来の栄養分からＡＴＰを作り出すときに必要です。

呼吸から排出される二酸化炭素は、体内でＡＴＰが作り出されている証といえます。

では酸素を燃料にしながら食物を燃やし、ＡＴＰを作り出す「エネルギー産生工場」はどこかというと、１つひとつの細胞のなかに存在している「ミトコンドリア」という細胞内小器官です。

エネルギーを生み出す役目のミトコンドリアは、「細胞のなかのエネルギー産生工場」な

2-6 体を動かす仕組み

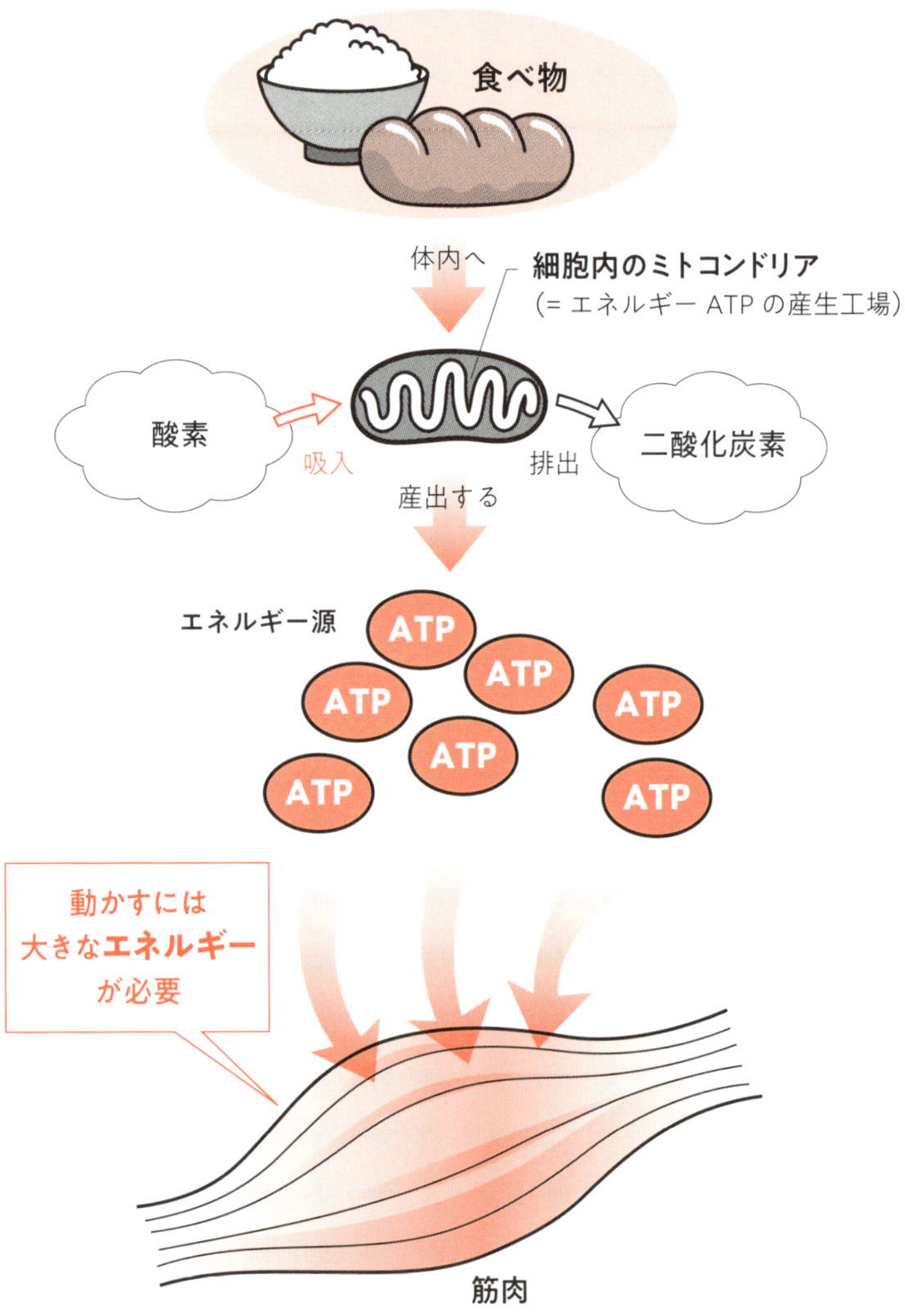

食べ物
体内へ
細胞内のミトコンドリア
(= エネルギー ATP の産生工場)
酸素
吸入
排出
二酸化炭素
産出する
エネルギー源
ATP
ATP
ATP
ATP
ATP
ATP
ATP
動かすには
大きなエネルギー
が必要
筋肉

ど例えられることもあります。

ミトコンドリアは、筋肉や脳といった代謝の活発な臓器の細胞に特に多く存在していますが、基本的に全身の細胞に存在しています。

全身の筋肉を動かすためには各処に存在するミトコンドリアに酸素を届ける必要があるわけですが、そのときの物流網として使われるのが血管であり血液。

動脈の血が鮮やかな赤色をしているのは、動脈の中の赤血球が酸素をたくさん含んでいるためです。

それに比べ、静脈の血が黒っぽい理由は、赤血球中の酸素の多くがATP産生に使われたためです。

以上が、人の体でエネルギーが作られる仕組みの簡単な説明です。

つまり、ミトコンドリアがどんどん食料と酸素を取り込んでATPを作り出していけば、より多くのエネルギーを生み出すことができるわけですね。

取り込める酸素の量（燃料として使える量）が多いほど、ミトンコンドリアがエネルギーをたくさん生み出すことができるということが、いまの説明で何となくご理解いただけたのではないでしょうか。

しかし、空気中には酸素がいくらでもあるのに、人は「エネルギー切れ」を起こします。空腹で力が入らないのは当たり前ですが、たとえ満腹であっても人のエネルギーには限界があるように思いませんか？

激しい運動などを続けていると、もはや立つことすらままならなくなり、最終的には口を全開にしてハアハア、ゼエゼエしながら、必死に酸素を取り込もうとします。

こうした「エネルギー切れ」がなぜ起きるかというと、**燃料として使える酸素の量に上限があるから**です。

この上限値のことを「最大酸素摂取量」といい、これがいわゆる「持久力」「スタミナ」「体力」といったものの正体です。

8 健康な体の秘密は「ミトコンドリア」にあった

この最大酸素摂取量の決め手こそが、筋肉細胞のなかに存在する**「ミトコンドリア」**です。

私たちの体は約60兆個もの細胞からできていますが、ミトコンドリアはほとんどの細胞のなかに存在し、ひとつの細胞内に平均で３００～４００個存在しています。体重の10％はミトコンドリアの重さだともいわれています。

ミトコンドリアの起源をたどると、もともとは細胞外からやってきた生き物（細菌）でした。

しかし、私たちの祖先の細胞は、こうしてエネルギー産生効率のよい「ミトコンドリア」という工場を手に入れたおかげで、飛躍的な進化を遂げることができたのです。

2-7 細胞のなかのエネルギー産生工場「ミトコンドリア」

［細胞の断面図］

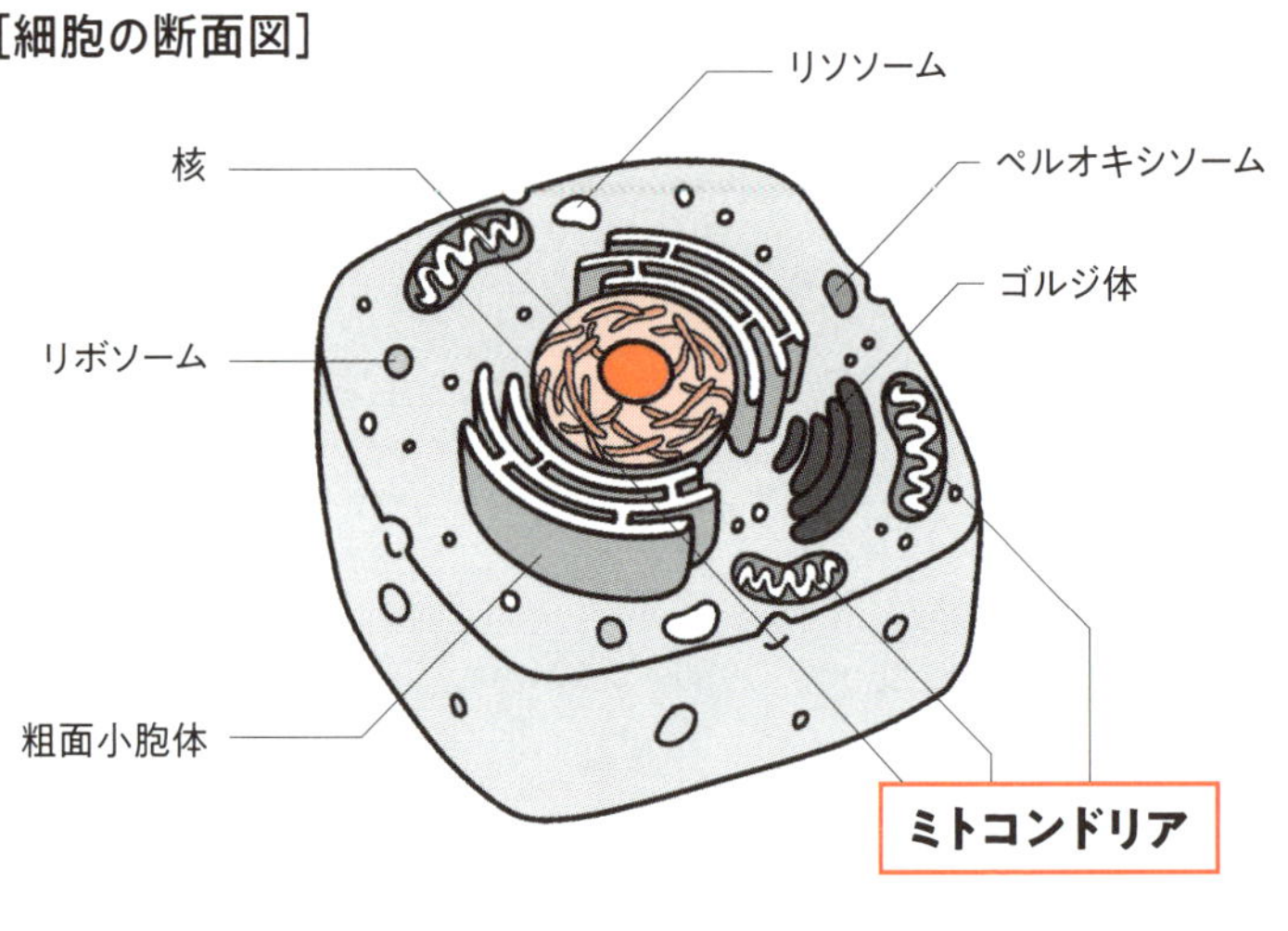

いまや私たち人間はミトコンドリアなしでは生きていけませんし、ミトコンドリアも細胞の外では生きていけない、強い共存関係にあるのです。

そしてこのミトコンドリアの存在が、最大酸素摂取量に大きく関わっています。

先に答えをいってしまいますが、**ミトコンドリアの「量」（＝数）と「質」（＝ATPへの変換効率）によって、個人の最大酸素摂取量が変わる**のです。

さらに、ミトコンドリアは、量と質のいずれも、年齢とともに減少・低下していきます。

たとえば、社会人になって何十年も運動をしていないような人は、若いころと比べて筋肉が相当減っているので、ミトコンドリアの「絶対量」自体がそもそも減っています。

しかも、ミトコンドリアの「質」も悪化しています。そのため最大酸素摂取量も減っているわけです。

会社の後輩などと一緒に電車に急いで乗ろうとして、ちょっとした距離を小走りしただけなのに、自分だけゼエゼエと息を切らして、少し恥ずかしい思いをしたことはないでしょうか？

肩で息をするのは「エネルギー産生工場」が「やばい！　いまのペースではエネルギーの産生が追いつかない！　もっと酸素を送ってくれ！」とSOSを出している証拠です。

普段からジョギングなどの有酸素運動をしている人や、ミトコンドリアの質が高い若い人がちょっと小走りしたくらいなら平然としているのは、「エネルギー産生工場」をたくさん持っているうえに、エネルギーを生み出す効率がいいからです。

しかも、ミトコンドリアの量と質が低下すると単に持久力が落ちるだけではなく、**質の悪いミトコンドリアは、細胞を傷つける「活性酸素」をたくさん生み出します。**

過剰な活性酸素は、体に害を与えます。たとえば、

- 老化の加速
- 脳梗塞
- 糖尿病
- アルツハイマー病、パーキンソン病
- 心血管疾患
- がん

などの原因となりうることがわかっています。

筋肉が大きくなれば最大酸素摂取量も上がるため、筋トレをするだけでもある程度は最大酸素摂取量も上がります。ただし、息を止めて負荷をかける無酸素運動の筋トレだけだと、上げられる最大酸素摂取量にどうしても限界があります。

その点、ＨＩＩＴは筋肉がつくほどの高い負荷をかけつつ、有酸素運動もするので、最大酸素摂取量を効率的に上げる（ミトコンドリアの量を増やし、質を高めるとともに、心肺機能も高める）手段として非常に優れているわけです。

次のＣＨＡＰＴＥＲ３で紹介するＨＩＩＴに関する調査研究結果の多くも、このミトコンドリアの働きに着目していますので、体がエネルギーを作り出すこのようなメカニズムを覚えておくと、さらに理解が深まるでしょう。

COLUMN

運動するにも場所が重要

健康になるため運動しているのに、場所によっては、運動の効果が得られなくなる可能性があることをご存じでしょうか。

イギリスのインペリアル・カレッジの研究者らは、2012年から2014年にかけて、60歳以上の男女119人に、交通量の多い通りと、車の走っていない都市部の公園を歩いてもらい、その前後の症状や肺機能の変化などについて調査しました（※）。

その結果を見ると、公園を歩いたあとは、肺機能や血管の柔軟性が軒並み向上していたのに、交通量の多い通りを歩いたあとでは、それらの向上効果が明らかに減衰してしまっていたのです。これは、大気中の汚染物質による影響と分析されています。

「運動をして健康度をアップしたい！」と考えるなら、なるべく車の通りの少ないところで運動するべきでしょう。HIITでしたら空気清浄機のある室内で十分な運動が可能ですので、この点からもHIITをお勧めします。

（※参考資料：Sinharay R ほか，Lancet 2018年）

最新の研究でわかった！HIITが科学的に効く理由

CHAPTER 3

1

時間効率

短時間で高い効果を得られる

◆「1分のHIIT」は「45分の持続的運動」と同様の効果が！

このCHAPTERでは、HIITに関する最新の結果を紹介しつつ、HIITの多岐にわたる驚きの効果を見ていきましょう。

まずは、HIITの最大の特徴ともいえる、時間効率についてのデータから。HIITの時間効率のよさを裏付ける論文はたくさんありますが、ここではひとつ、2016年にカナダのMcMaster大学の研究者が発表した、驚くべき研究の結果を紹介してみましょう（85ページ）。

被験者となったのは日頃、デスクワークに従事している27人の男性。これを以下の3つのグループに分け、12週間での変化を観察しました。

■【通常の運動のグループ（持続的運動）】45分間、最大心拍数が70％を超えない負荷レベルで自転車エルゴメーターのペダルをこぎ続ける。ウォームアップ2分とクールダウン3分を別途行い、週に3回実施。

■【HIITのグループ】負荷のかかったペダルを全力で20秒間こぐ運動と、2分の休憩を計3セット行う。ウォームアップ2分とクールダウン3分を別途行い、週に3回実施。

■【トレーニングを行わないグループ】普段通りの生活を送ってもらう。

結果、**通常のトレーニングを行ったグループとHIITを行ったグループでは、同等の健康増進効果（最大酸素摂取量の増加とミトコンドリアの増加）がある**ことがわかりました。

HIITを行ったグループは実質的に1日に20秒×3＝1分（※つまり、週に3分）しか運動していません。それが1日45分（週に135分）の運動と同じような効果が出るというのは衝撃的ではないでしょうか？

まさに忙しい現代人のための運動がＨＩＩＴなのです。

全力とはいえ20秒ですから、体力的にも時間的にも「できそうだ」と感じる方も多いのではないでしょうか。

ウォームアップとクールダウンを含めて12分で運動が終わるなら、会社の近くのジムに入会して昼休みにＨＩＩＴを行うという選択肢も考えられるでしょう。

◆効率的で、しかも安全！

いまや**ＨＩＩＴは、病気を患った人のリハビリにも使われています**。２７３人の循環器疾患（冠動脈疾患、心不全、高血圧）や代謝障害（メタボリック症候群、肥満）を持つ患者さんがＨＩＩＴもしくはＭＩＣＴ（中等度の持続的運動）を行った場合の効果について、過去に発表された10個の研究をメタ解析（複数の研究の結果を統合し、分析すること。ある種のバイアスや偶然性を避けやすくなり、科学的根拠としても信頼性の高いものになる）したところ、ＭＩＣＴを実施したグループと比べＨＩＩＴを実施したグループの最大酸素摂取量は、

3-1 1分間のHIITは、45分間の中等度の運動に相当する!

■デスクワークに従事している20~30代の男性27人を、運動の種類によって3群に分け、12週間での変化を観察した。

最大酸素摂取量アップ！

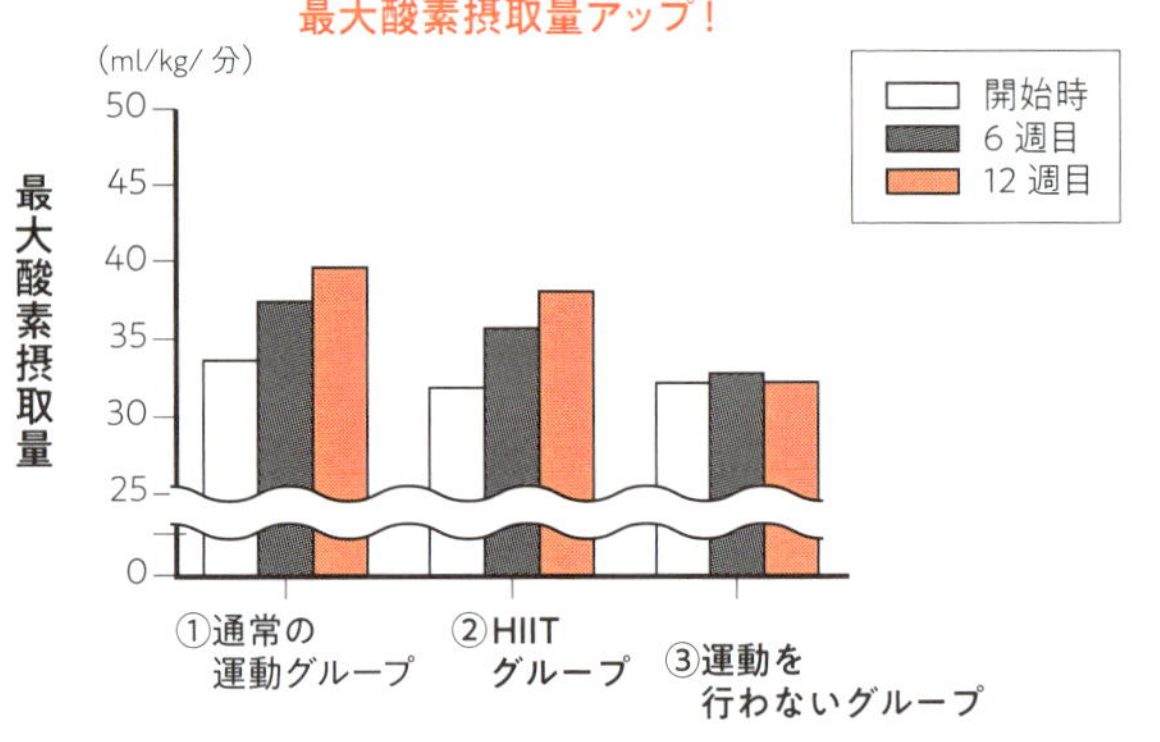

3-2 ミトコンドリア関連の数値は、HIITのほうが上昇!

筋肉のクエン酸合成能力アップ！　ミトコンドリア関連タンパク量アップ！

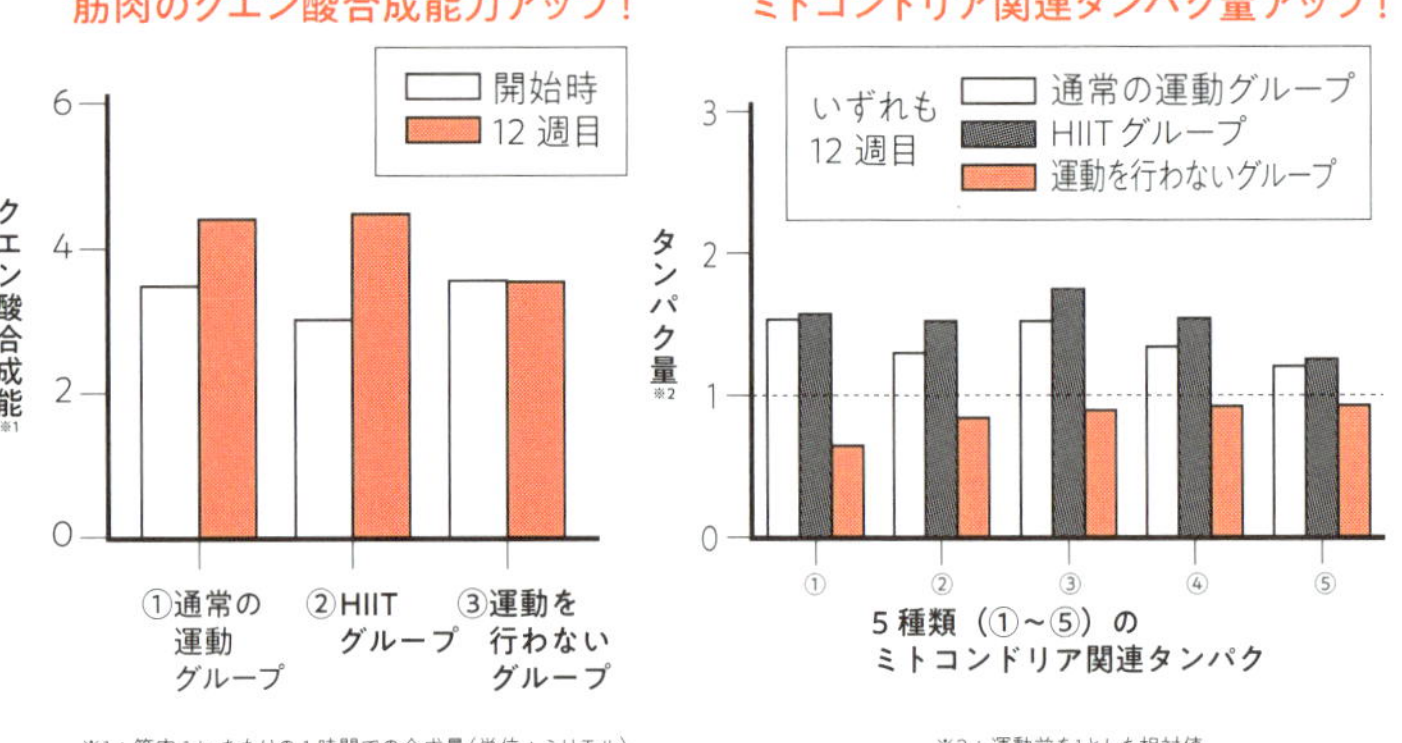

※1：筋肉1kgあたりの1時間での合成量（単位：ミリモル）

※2：運動前を1とした相対値

これらの変化は、ミトコンドリアの数と機能の上昇を意味していると考えられる。

（Gillen JBほか. PLOS ONE 2016年より改変）

９・１％も高くなることがわかりました。

２０１８年に行われた別の調査では、心筋梗塞後のリハビリでＨＩＩＴとＭＩＣＴの効果を比較した結果、**ＨＩＩＴは心機能の改善だけではなく、メンタルや活動性の回復にも、より効果的である**ことがわかりました。

このように、心機能に対するリハビリ手段としてのＨＩＩＴは優れた効果を示しますが、当然ながら「安全性はどうなのか？」と不安になる方もいるのではないでしょうか。

結論からいうと、近年のＨＩＩＴの安全性に関する多くの研究結果を踏まえ、心臓病や代謝系の病気のリスクのある人にとっても、運動のなかでＨＩＩＴが特に危険ということはないと考えられます。

もちろん、何かしらの持病を抱えていらっしゃる方は医師の指導のもとで運動を行う必要があることはいうまでもないでしょう。前述のリハビリでのＨＩＩＴも、専用施設において徹底した監視と指導のもと行われたものです。

参考のために、ＨＩＩＴに適さない健康状態を書き出しておきますので、該当される方はご注意ください。基本的に医師から運動自体を制限される病状が該当します。

- 不安定狭心症
- 非代償性の心不全
- 1カ月以内の心筋梗塞
- 1年以内に冠動脈の手術や拡張術を受けた患者
- 運動制限を要する心疾患
- 重度の慢性閉塞性肺疾患（COPD）・脳血管疾患・末梢血管疾患
- コントロール不良の糖尿病
- 重度の高血圧
- 重度の神経疾患

◆HIITで重視するのは短時間集中という「運動の密度」

健康な方であったとしても高強度の運動を長時間続けることは危険が伴います。体を負傷したり、必要以上に心臓に負荷をかけてしまうリスクがあります。その点、HIITが重視するのは短時間における運動強度で、「運動の量」ではなく「運動の密度」です。

言い換えると、HIITを行うにあたって、「トータルの運動量」は重要ではありません。むしろ**トータルの運動量を抑えつつ、高い効果を得ることがHIITの目的**ですから、高強度の運動をたくさんすることとHIITはまったく別物とお考えください。

もちろん、体力に自信のある方や、この本をきっかけにHIITを始めて体力がついたことを実感できた方のなかには、「もっと効果を得たい！」と思って1回の連続運動時間やセット数をどんどん増やしていこうとするかもしれません。体力に応じてセットメニューを変えていくのは構わないのですが、**「運動量よりも運動密度」という基本スタンスを忘れないように気をつけましょう**。やりすぎるとオーバートレーニングとなってケガの原因になってしまいます。そもそもHIITは長くやればやるほど効果が出る類のものではありませんし、せっかくの時間効率のメリットも失われていきます。

2

アンチエイジング

細胞から若返っていく

◆ほかの運動と比べても、若返り効果が際立つ！

ＨＩＩＴがほかの運動と比べて総合的に優れた効果を発揮することを立証するデータを紹介しましょう。

このデータは、２０１７年に、『セル・メタボリズム』という有名な科学誌に発表された研究結果です。

この研究で被験者となったのは、18～30歳の若者グループ（34人）と65～80歳の高齢者グループ（26人）です。この両グループをさらに「ＨＩＩＴグループ」「筋トレグループ」「有酸素運動と筋トレの混合運動グループ」（有酸素運動は最大酸素摂取量の70％を超えない強度）の3つに分けて、12週間後の運動効果を科学的に検証しました。

◆結果その1：最大酸素摂取量の増加

次ページの図の左側は実験（運動）前の若者グループと高齢者グループの最大酸素摂取量で、図の右側が12週間後の最大酸素摂取量の増加量です。

「運動なし」と書いてあるのは参考値のようなもので、12週間運動をしなかった場合の最大酸素摂取量の変化です。高齢者グループは変動がほぼありませんが、若者グループは最大酸素摂取量が低下していることがわかります。

12週間経って値がどう変化したかを見ていくと、**HIITグループと有酸素運動＋筋トレグループで最大酸素摂取量が有意に増加しました。**

特に若者グループでは、HIITでの増加が顕著で、有酸素＋筋トレでは最大17％の増加でしたが、HIITではなんと最大28％もの増加が見られました。

3-3 HIITとほかの運動を比較してみる~最大酸素摂取量~

HIITと他の2種類の運動の効果を比較してみた。

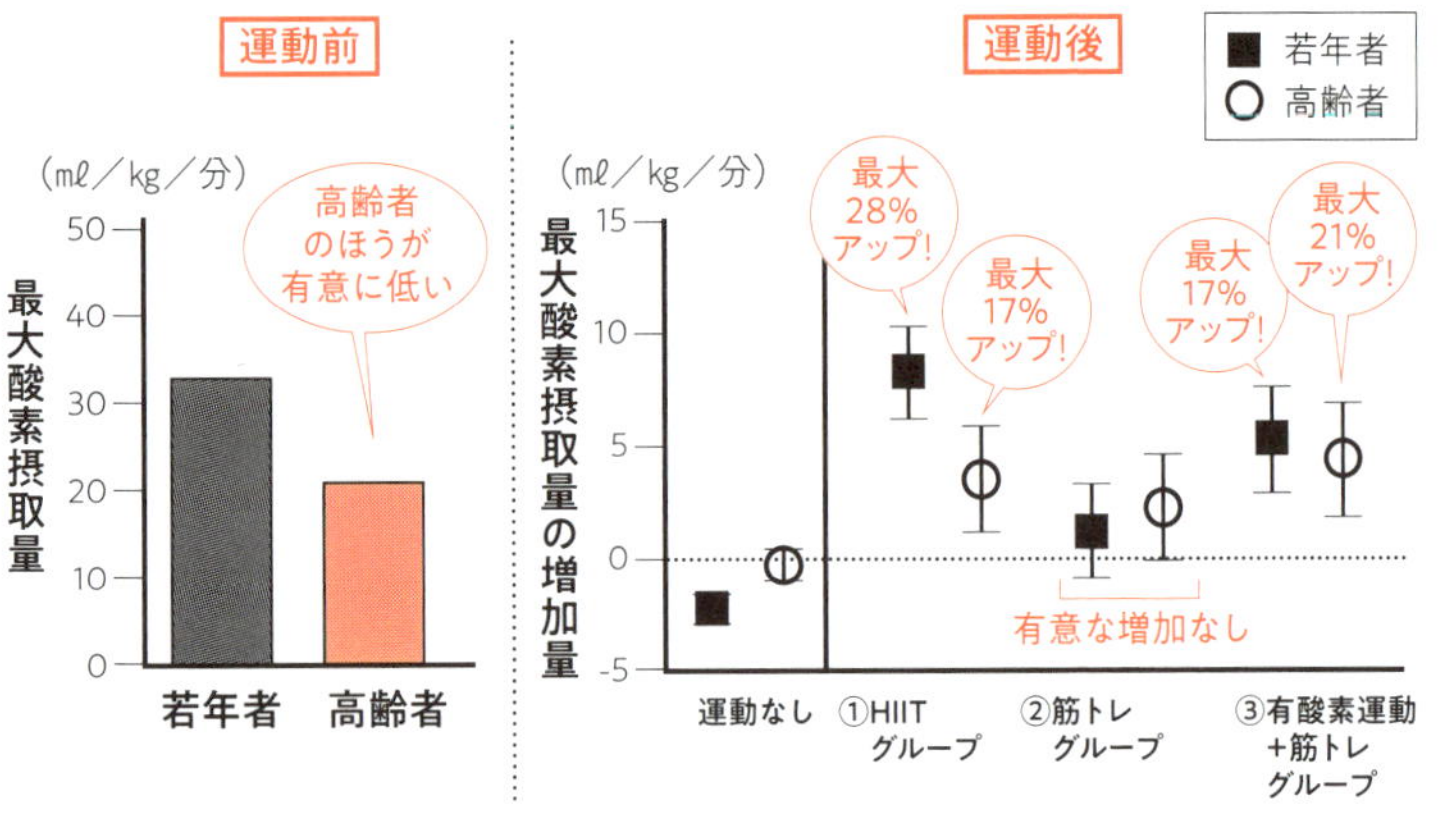

①**HIITグループ:週3回(月、水、金)**:自転車エルゴメーターを使ってHIITを実施。10分のウォーミングアップ後、最大酸素摂取量の90%以上の運動強度で4分連続で自転車をこぎ、3分休憩(負荷のない状態でこぐ)を計4セット(計16分)。5分クールダウン。
週2回(火、木):トレッドミルを使って中等度の持続運動を実施。10分のウォーミングアップ後、自分のペース(時速3.2~6.4km)で傾斜をつけて最大酸素摂取量が70%を超えないレベルで45分間ウォーキング。5分クールダウン。

②**筋トレグループ**:週4回の筋トレ。月、木は下半身、火、金は上半身の筋トレ。徐々に負荷を上げていく形式。

③**有酸素運動+筋トレグループ**:月~金の5日間、30分サイクリング(5分ウォーミングアップ、最大酸素摂取量が70%を超えないレベルで20分。5分クールダウン)を実施。週4回はその後、30分の筋トレ(月、木は下半身、火、金は上半身)を実施。

運動なし:③のグループが、最初に12週間運動しなかった状態(運動しないコントロール値のために設けられたもの)。

HIITでは、有酸素運動+筋トレグループと同様に、最大酸素摂取量が増加した!

(Robinson MMほか. Cell Metab 2017年より改変)

高齢者グループでも、HIITと有酸素+筋トレで有意な増加が見られました。

いっぽう、筋トレだけを行ったグループでは、若者グループと高齢者グループともに、有意な増加が見られませんでした。**「無酸素運動にあたる筋トレだけでは、持久力アップに限界がある」**ことを裏付けるデータとなりました。

◆結果その2：ミトコンドリア最大酸素消費量の増加

酸素を使ってエネルギーの源（ATP）を作り出す能力を、医学の世界では「ミトコンドリア最大酸素消費量」という単位で表します。先ほどの研究では、このミトコンドリア最大酸素消費量の変化も計測しています。次ページの図を見てください。左側は12週間運動をしなかったときの変化量です。

運動後の変化は先ほどの最大酸素摂取量と似ていますが、注目すべきはHIITグループの増加量で、若者、高齢者いずれもほかの運動よりも高い改善効果が出ています。これを増加「量」ではなく増加「率」に換算すると、**若者グループは最大49％増加。高齢者グループ**

3-4 HIITとほかの運動を比較してみる~ミトコンドリア最大酸素消費量(※)~

(※酸素を使ってエネルギー源となるATPを作り出す能力)

■HIITとほかの２種類の運動効果を比較してみたところ、驚きの改善効果が見られた。

ミトコンドリア最大酸素消費量の増加量(※)

400
200
0
-200

最大 49% アップ!
最大 69% アップ!
最大 38% アップ!

■ 若年者
○ 高齢者

有意な増加なし

運動なし
①HIIT グループ
②筋トレ グループ
③有酸素運動 +筋トレグループ

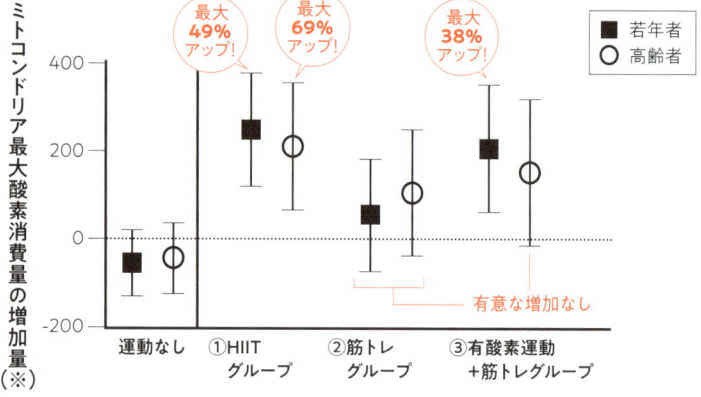

(※)筋肉50mgあたりに含まれるミトコンドリアが　毎秒消費する酸素の増加量(単位：ピコモル)

HIITでは、ほかの運動に比べ、最もミトコンドリアの活動が活発化した!

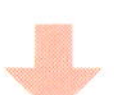

つまり、「体が若返った!」といえる

(Robinson MMほか. Cell Metab 2017年より改変)

では最大69％も増加しています。

◆結果その3：遺伝子発現効果

さらに驚くべきことに、**HIITは遺伝子情報にまでプラスに働く**ことがわかっています。

私たちの身体を構成するすべての細胞には、その人固有の遺伝情報（遺伝子）が格納された物質が存在します。これが、二重らせん構造でできていて、しばしば「人の設計図」といわれることもある「DNA」です。

近年では自分のDNAを解析して、体質的な特徴や人種的なルーツなどを調べる研究も増えてきました。

たまに誤解されるのですが、**DNAに特定の情報が書いてあるからといって、必ずしもそれが発現する（読まれる）とは限りません。**

そのため、遺伝子的に糖尿病になりやすい体質（家系）でも、生涯、糖尿病にならない人もいます。

人の体ではＤＮＡの一部を読み取りながら、遺伝子の産物であるタンパク質を生成しています。

「一部」というのがミソで、隅から隅まで読み込まれるわけではないということです。

そして、**体内のコンディションによって、ＤＮＡのどこを読み取るかも変わる**のです。

たとえば肥満になると、生活習慣病に関わるような情報が読まれやすくなったりします。

医学の世界は非常に進化していて、ＤＮＡのどんな情報が読み取られているか（すなわちどのような遺伝子が発現しているか）を、「ＲＮＡ配列」と呼ばれるものを観察することで調べることができます。

このあたりのメカニズムは非常に複雑なのですが、簡単にいうとＲＮＡには複数の種類があり、そのひとつにＤＮＡの遺伝情報の一部が「転写」された「メッセンジャーＲＮＡ」というものがあって、ＲＮＡ配列を観察することで、どんな情報が読み取られたかがわかるのです。

さて、先ほどの研究ではＨＩＩＴを行ったあとにＲＮＡ配列がどう変化したかも調べています。

その結果、年齢を問わず、次のような遺伝子情報が積極的に読み取られるようになったことがわかりました。

- ミトコンドリアの機能を高める遺伝子
- インシュリンシグナルを強める遺伝子

こうした遺伝子情報は誰しも持っているものですが、ＨＩＩＴをすることによって、より読み取られるようになった、ということです。

つまり、ＨＩＩＴを行った結果、ミトコンドリアのエネルギー産生を活発化し、血糖値を下げやすくする遺伝子がより発現したわけです。

ちなみに運動や食事などで生活習慣を整えると、体に悪さをする遺伝子情報が読み取られにくくなる、ということも長年の研究によってわかっています。

遺伝子情報を消し去ることはできませんが、生活習慣を整えていれば実質的に「引っ込められる」可能性があるのです。

たとえば糖尿病を発病する人が多い家系に生まれた同じ遺伝子情報を持つ一卵性双生児でも、生活習慣が異なると、ひとりは発病したのに、ひとりはずっと健康……なんていうことはよくあることです。

3 敏捷性 動きがスピーディになる

別の研究を紹介しましょう。HIITの筋肉増強効果を調べたものです。

この研究では男性11人に対して自転車エルゴメーターを使ったHIIT（オールアウトで20秒間＋休憩10秒を6、7セット）を週4回の頻度で6週間実施。

その結果は、大腿四頭筋とハムストリング（こちらも、ももの筋肉。次々ページの図を参照）の筋肉量が有意に増えたことがわかりました。

若さのひとつの指標として「敏捷性」や「機敏さ」というものがあります。

そして、人が素早い動きができるかどうかは、いわゆる**「速筋（そっきん）」と呼ばれる、瞬発的な力**

を発揮する筋肉の量が決め手となります。

人の筋肉は大きく分けて2種類あります。ひとつはいま説明した「速筋」で、もうひとつが「遅筋（ちきん）」と呼ばれるものです。それぞれ、その色の特徴から「白筋」と「赤筋」とも呼ばれます。

遅筋は持続力に大きく影響するもので、普段からよく歩いたりしている人は遅筋が発達しているため、ゆっくりしたペースであれば高齢者でも長距離のウォーキングやハイキングや登山などができるわけです。

しかし、普段からウォーキングをしている人でも、速筋は意識して鍛えていないと、年齢とともにどんどん落ちていきます。

特に落ちやすいのが大腿四頭筋と腹筋です。

太ももにしてもお腹にしても、体の支えとなる部分ですから、こうした部位の筋肉が落ちてくると自然と動作が緩慢（かんまん）になっていく……これが典型的な「老化現象」といえます。

3-5 HIITで加齢による「速筋」の衰えを防ぐ！

■太ももの前面の太腿四頭筋やハムストリングは、歳を取るほど衰える。HIITでは、集中的にこれらの筋肉を鍛えることができる。
特に、太腿四頭筋は、加齢に伴って筋肉が萎縮しやすいので、HIITは老化防止に効果的といえる。また、全身の筋肉の中で最も大きいため、この筋肉がさらに大きくなればその分、代謝がアップして太りにくくなる。

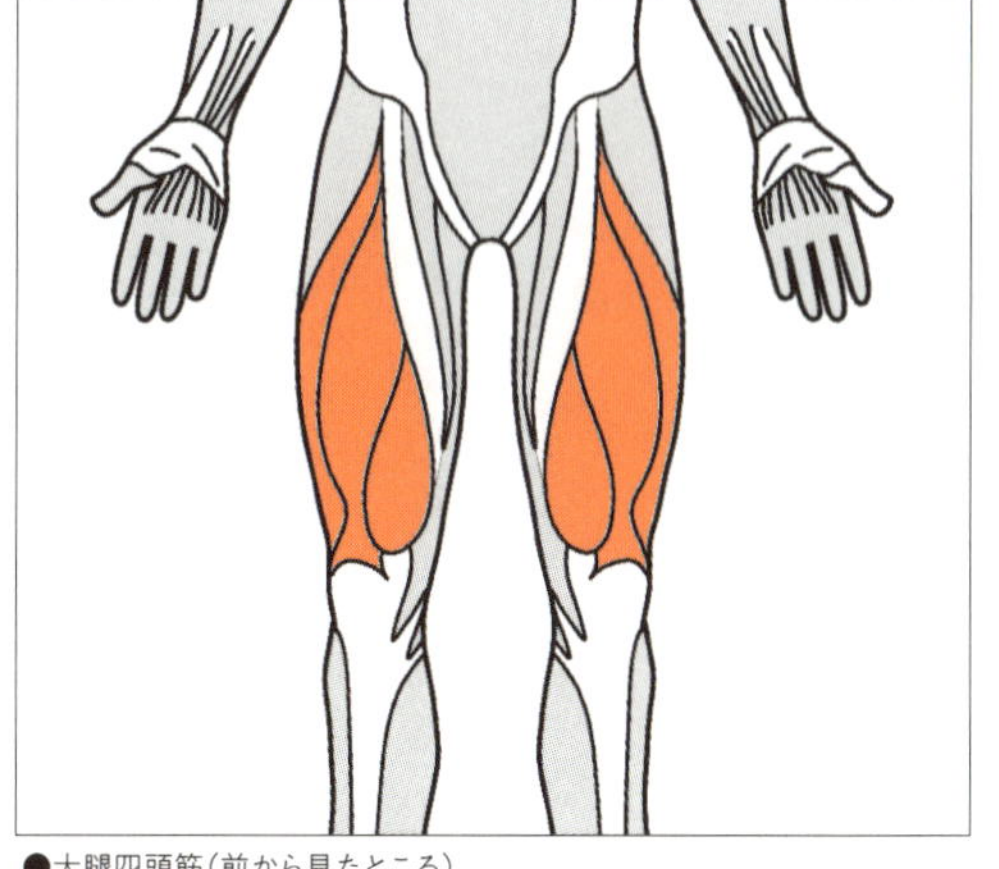
●大腿四頭筋（前から見たところ）

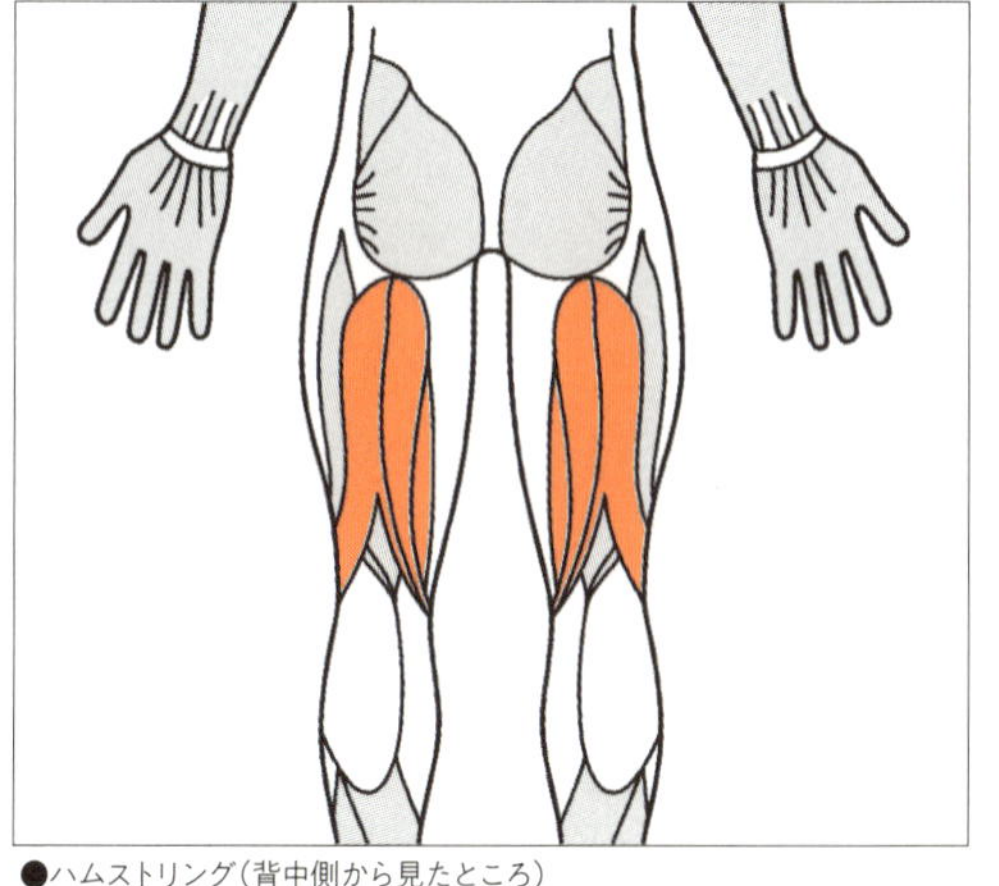
●ハムストリング（背中側から見たところ）

つまり、「速筋の衰え」は、「体の老化」のひとつの目安になるわけです。

そのわかりやすい指標が「歩く速さ」です。

街中を歩いていると、同じ年代の人でも歩く速度が違いますよね。

もちろん、歩き疲れてゆっくり歩くケースもありますが、いつもゆっくり歩く人は基本的に速筋が落ちているからです。

「ゆっくり歩く人ほど死亡リスクが高い」

こういうと暴論のように聞こえるかもしれませんが、実はこれには医学的なデータの裏付けが存在します。東京都が以前に行った調査でも同様の結果が得られています。

たとえば、高齢者の歩く速度から、その高齢者があと何年生きられるか、ある程度予測することさえできるのです。

速筋は最大筋力の40％以上の負荷をかけないと鍛えられませんが、ウォーキングは大腿四頭筋の最大筋力の約5％、早歩きでも15％くらいしか使いません。

読者の方のなかには「足腰が弱ってきたからなるべく階段を登ろう！」と努力をされている方もいらっしゃるかもしれませんが、それでも筋肉への負荷は15％くらいです。

もし足腰を鍛えて、キビキビ歩き、若々しい動きを取り戻したいなら、やはりＨＩＩＴがお勧めです。

ＨＩＩＴで推奨される運動は基本的に全身を使いますが、大腿四頭筋や腹筋、背筋などの大きな筋肉に負荷をかける運動が中心なので、**ＨＩＩＴを数カ月続けることで持久力が上がるだけでなく、速筋も効率よく鍛えられ、機敏な動きも取り戻すことができる**のです。

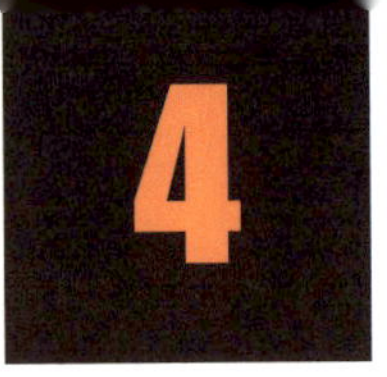

ダイエット

動かないときも脂肪が燃え続ける

◆脂肪を減らしつつ、筋肉をつけられる夢の運動方法

ＨＩＩＴはダイエットにも効果的です。しかも、ＨＩＩＴならではの特徴的な痩せ方をします。

ＨＩＩＴの体重減少効果は数カ月で０・５～４・０kgほどです。これはジョギングなどの中等度の持続的運動をしたケースと比べて差はありません。しかし、「何だ、その程度か……」と早合点するのはお待ちください。

実は**「脂肪」の減少効果だけを比較すると、ジョギングよりもＨＩＩＴのほうが効果が高い**のです。

のちに説明しますが、特に**お腹周りの脂肪と内臓脂肪を減らすのに効果的**です。

ではなぜ体重減少効果は同じくらいなのかというと、**HIITを続けていると脂肪が減っていくと同時に、筋肉もつくから**です。

一度でも本気でダイエットや筋トレをしたことがある方なら、「脂肪を落としつつ、筋肉をつける」ということがいかに大変なことかご存じでしょう。

専用の器具がそろったジムに行ったとしても、最初の30分くらいはトレッドミルで有酸素運動をして（脂肪を燃やすことと基礎代謝アップが目的）、そのあと筋トレをするといった手間がかかります。

HIITはその両方が「たったひとつの運動」でできてしまうのです。

運動を始めると、いち早く効果を実感したくて、必要以上に体重計に乗ってしまうのが人の性（さが）というものです。

ただ、そのときは体重だけではなく、ぜひ体脂肪率にも注目してください。

ＨＩＩＴを続けていれば、体重の変動は少なくても、脂肪が筋肉に入れ替わっています。ですから2、3カ月続ければ明らかにシルエットが変わります。仮に体重は同じだとしても、体は筋肉質になり、引き締まっているのです。

◆ＨＩＩＴはリバウンドしにくい！

脂肪だけを減らすダイエットと、脂肪を減らして筋肉をつけるダイエットでは雲泥の差があります。

先ほど書いた見た目という話も大きなモチベーションになるかと思いますが、それよりも**大きな意味を持つのは、「筋肉がつくことで、リバウンドしにくい体」が手に入ること**です。

ＨＩＩＴを続けることで、すでに書いてきたようにミトコンドリアの量と質が改善します。すると人の細胞は食事から得た栄養分と、呼吸によって取り込む酸素を、ＡＴＰ（エネルギーの元）を作り出す燃料としてどんどん消費していくようになります。

工場でたとえると、生産ラインの規模と稼働率が上がって生産量が増加するということ。

運動をしていない平常運転のときでもＡＴＰの生産量が増えるのです。

そして平常運転時のＡＴＰの生産量が、いわゆる「基礎代謝」といえます（基礎代謝とは仮に1日中じっとしていても人間が生命を維持するために消費するエネルギーのことで、普通に生活をしているときの消費カロリーの7割は基礎代謝だといわれています）。

基礎代謝が上がると、栄養分や酸素といった、体内に取り込まれた生産資源を無駄にしなくなります。

肥満は、工場で使われなかった余剰な栄養分が原因ですから、ＨＩＩＴで筋肉をつけることで、同じ食事量を食べても体につきにくくなるわけです。

ちなみに、**ＨＩＩＴを行うことで食欲が抑えられる効果もある**ことがわかっています。

もともと激しい運動をすると血中乳酸値と血糖値が上昇して、食欲が低下することはわかっていましたが、それに加えてＨＩＩＴを行うと、食欲を刺激するグレリンという、胃で産生されるホルモンの濃度が下がることも判明しているのです。

◆運動後も脂肪が燃え続ける！「アフターバーン効果」

ＨＩＩＴによる脂肪減少メカニズムは、いろいろと解明されています。

ミトコンドリアの話でいえば、ミトコンドリアの量が増して質も上がることで脂肪分解（酸化）が促進されることがわかっていますし、運動によって分泌が刺激されるカテコールアミン（アドレナリンとノルアドレナリンなどの総称）が増えることでも脂肪分解が促進されることもわかっています。

そのようなさまざまなメカニズムのなかでも注目したいのが、**「アフターバーン効果」**というもの。これは、「ＥＰＯＣ（excess post-exercise oxygen consumption）効果」とも呼ばれるもので、簡単にいうと、**運動を終えたあとでも普段より酸素摂取量が増えていて、エネルギー産生が続く**状態のことです。

しかもその際、**エネルギー源として脂肪が優先的に使われます。**

このアフターバーン効果はちょっとした運動では十分得られません。

ＥＰＯＣ効果は最大酸素摂取量の50～60％以上の運動強度で、運動するほど増加し、運動後3～14時間、場合によっては24時間程度も持続することがわかっています。

２０１７年に発表された研究結果を紹介しましょう。これは、ＨＩＩＴとアフターバーン効果の関係を調べたものです。

この調査研究では、18～35歳の男性をＨＩＩＴグループと持続運動グループの２つに分けました。

運動後の酸素摂取量とエネルギー消費量をグラフにしたのが次ページの図です。

この研究では持続運動グループもかなりキツい運動ですが、それでもＨＩＩＴグループは持続運動グループと比べて、いずれの値も高く維持されることがわかります。

3-6 運動後もエネルギーを消費し続ける(アフターバーン)効果の高いHIIT

■持続運動よりもHIITのほうが運動後にエネルギーを消費している。

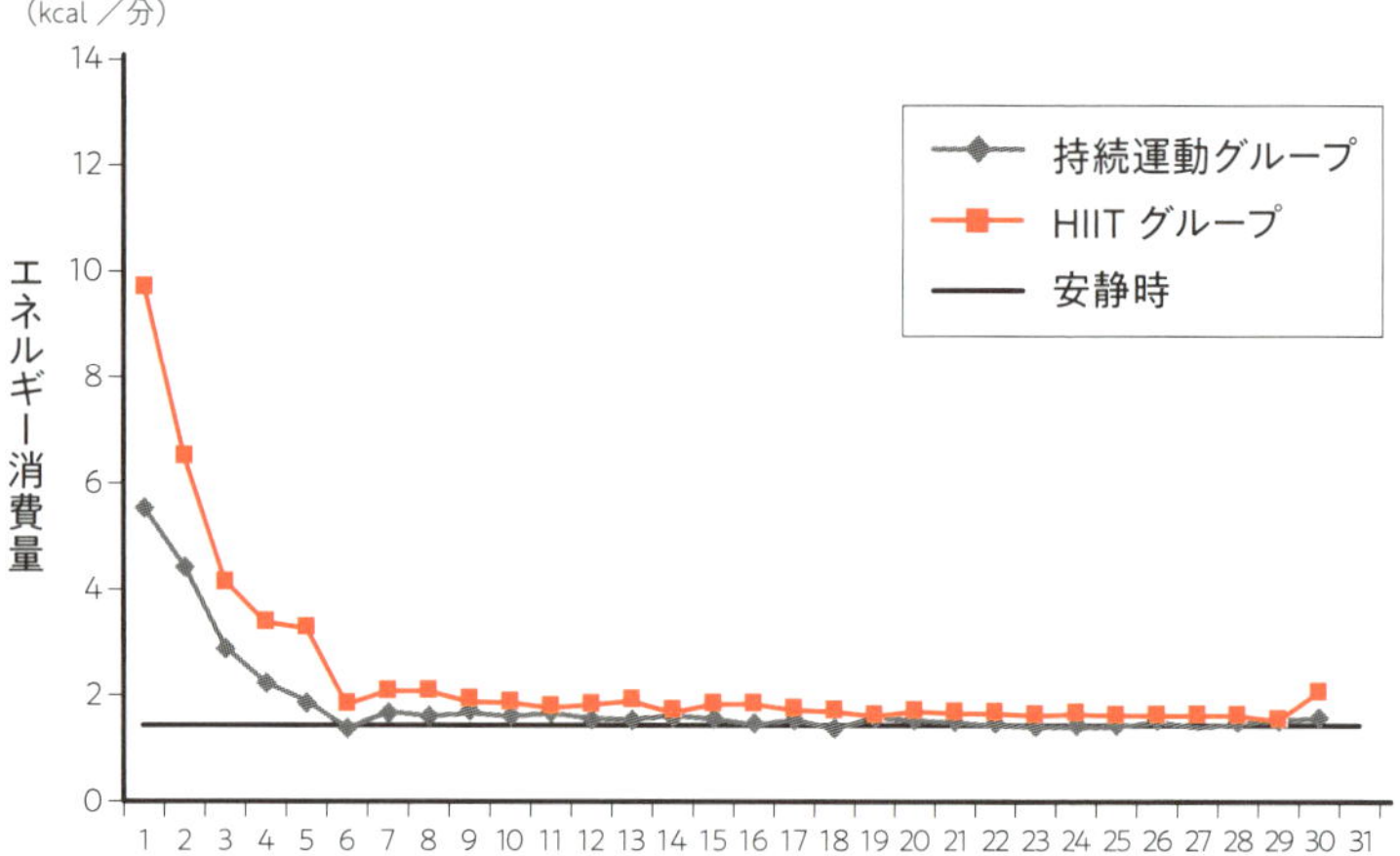

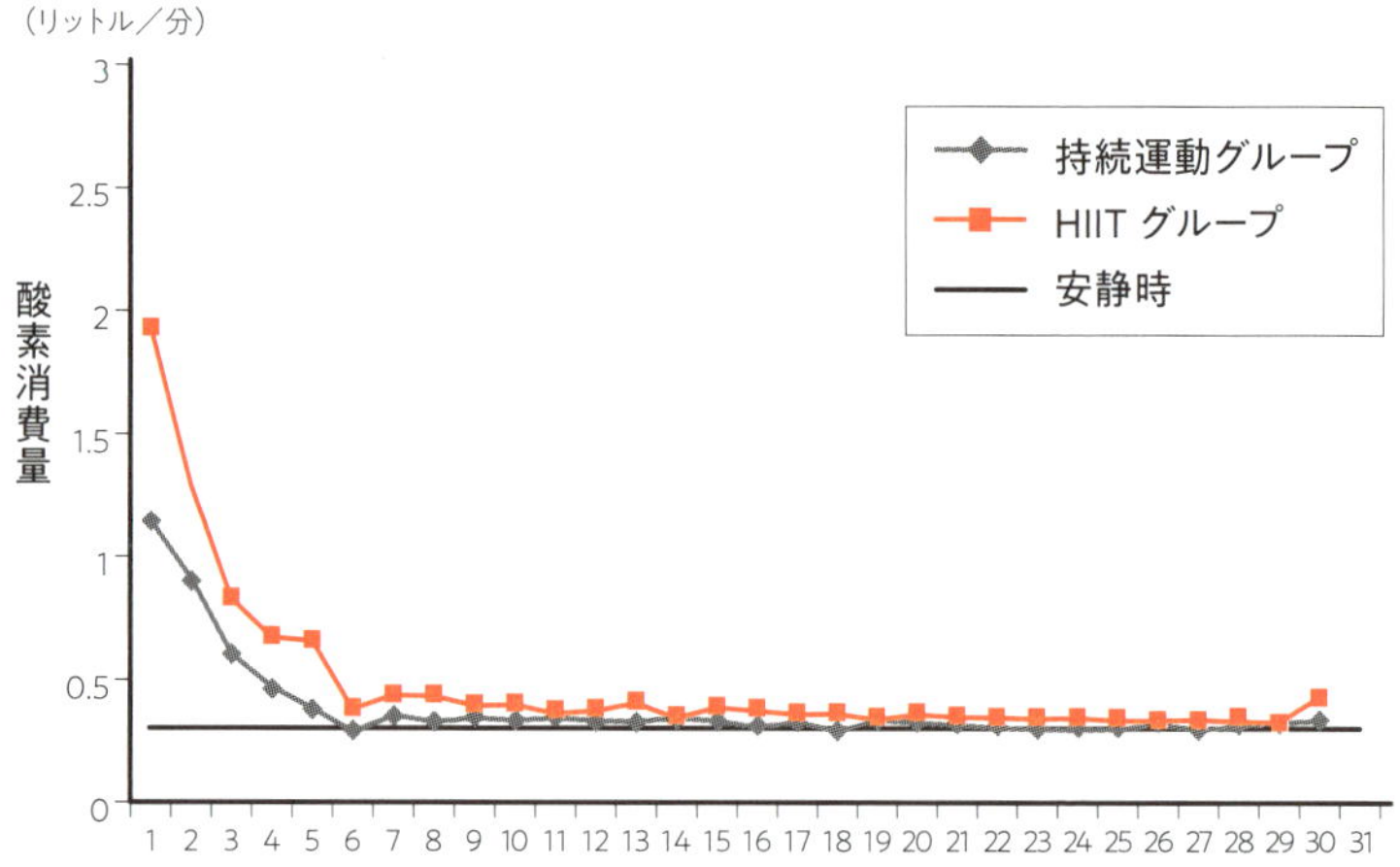

(Schaun GZほか. Eur J Appl Physiol 2017年より改変)

これがアフターバーン効果で、HIITのような運動強度の高い運動ほど長く続くことがわかっています。

つまり、たとえば朝にHIITを行えば、少なくとも午前中は体がエネルギーを消費しやすい状態（脂肪を燃焼しやすい状態）が続くということです。

HIIT自体の運動時間が短いので、「そんな短時間の運動で、なぜ脂肪が燃えるんだ!?」と疑問に思う方もいらっしゃるかもしれませんが、こうした運動後の体の変化・反応があるからなのです。

◆気になるお腹の肉に効果大！

近年はHIITの脂肪減少効果にフォーカスした研究も増えており、2018年にはスポーツドクター向けの科学誌に、39の研究をまとめたメタ解析の結果が報告されました。被験者は合計6177人の男女（平均年齢38・8歳）です。

その結果、ＨＩＩＴは男女を問わず、

- **総脂肪量**
- **内臓脂肪量**
- **腹部脂肪量（お腹の皮下脂肪量＋内臓脂肪量）**

を減らす効果のあることが証明されました。

ちなみに皮下脂肪と内臓脂肪を比べてみると、内臓脂肪は食生活を改善するだけでも比較的落ちやすい脂肪といえます。「脂肪肝」と診断された人でも、カロリー制限するだけで改善することがしばしばです。

一方で落としにくいのが皮下脂肪（体表からつまめる部分）です。「いろんなダイエットに挑戦したけどお腹の皮下脂肪だけが落ちないんだよな～」と悩まれる方は大勢いらっしゃるはず。その点**ＨＩＩＴは、内臓脂肪だけでなく皮下脂肪の減少にも効果がある**ので、ぜひチャレンジしてほしいと思います。

HIITと中等度の持続運動の脂肪減少効果を比較した調査研究の結果もあります。

この調査では45人の若い女性（20歳前後、BMI値23前後）に被験者になってもらい、次の条件で「HIIT」「持続的な運動」「普段通り」の3群に分け、15週間後の脂肪量を計測しました。

- 【HIIT】自転車エルゴメーターで「オールアウトで8秒こぎ、12秒ゆっくりこいでリカバリー」を1セットとして、これを60セット（計20分間）。週3回実施。
- 【持続的な運動】自転車エルゴメーターで最大酸素摂取量の60％の運動強度でこぎ続ける。最初は10～20分間から始め、徐々に運動時間を延ばして40分間。週3回実施。
- 【普段通り】できるだけ日常の活動性を変えずに15週間過ごす。

その結果、次ページのグラフからも明らかなように、**体全体の総脂肪量とお腹周りの脂肪**

3-7 抜群のダイエット効果を発揮するHIIT

HIITグループにおいて、身体全体の脂肪とお腹の脂肪が、ほかのグループに比べて有意に減った。このように、HIIT は極めて健康的なダイエット効果を発揮するといえる。

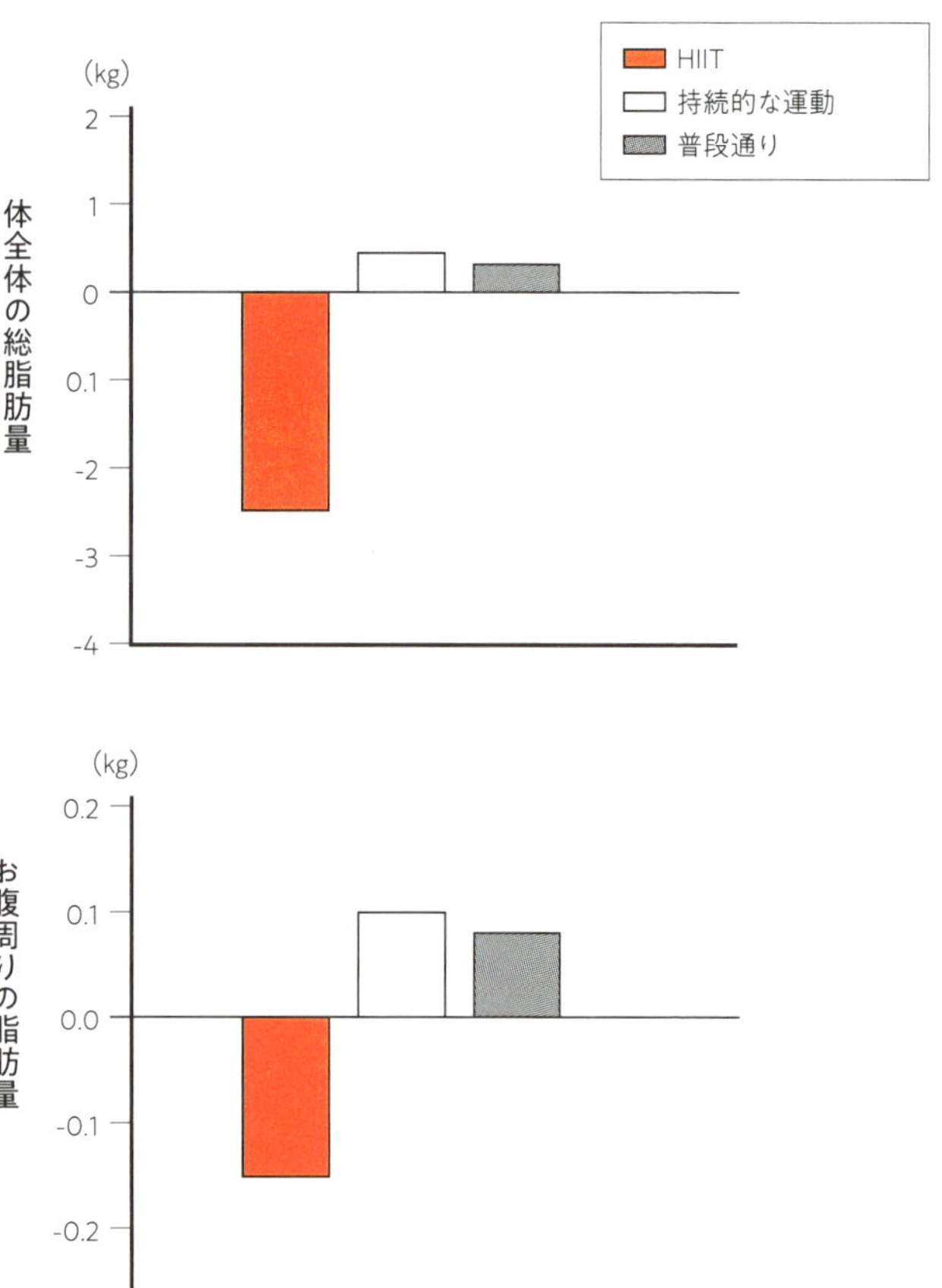

(Trapp EG ほか, Int J Obes 2008年より改変)

量のいずれも、HIITがほかのグループと比べて有意に減りました。

ただし、この論文の結果だけを見て「HIITは痩せて、持続的な運動は痩せない」とはいえません。

おそらくこの研究で持続的な運動を行ったグループが痩せなかったのは（むしろ脂肪が増えたのは）、負荷が軽すぎたせいではないかとも推論できます。

それはともかくここでお伝えしたいのは、**「HIITには優れたダイエット効果がある。おまけにHIITはより短時間の運動で済み、さらにリバウンドしにくい体に変われる」**ということです。

◆短期間ではダイエット効果は出にくい

このようにHIITはダイエット手段としても有効ですが、人の体はすぐに変わるわけではないので、**効果を実感するにはやはり継続することが重要**といえます。

ある研究では、2週間という短期間のHIITでは体の組成（体脂肪や筋肉量など）や有酸素能力に統計学的に有意な変化が見られないという結果でした。

2週間もあればミトコンドリアの変化などは起き始めていますが、目に見える形での変化はまだはっきりとは現れないということです。

HIITで少しでも早く、そしてできるだけ顕著にダイエット効果を得たいのであれば、食事法を組み合わせると効果的です。

その際にお勧めなのが地中海風の食生活です。これについてはCHAPTER5で解説しますので、参考にしてください。

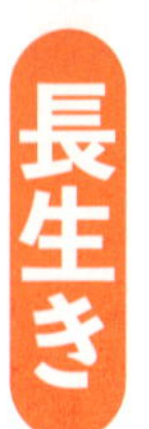

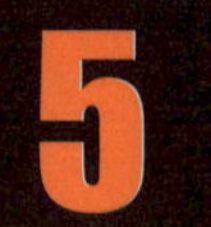

5 長生き 死亡リスクを下げる

◆座りっぱなしは死亡リスクを高める

一般的に、運動習慣がさまざまな病気のリスクを下げるというのは、有名な話です。

しかし、運動習慣があったとしても、死亡リスクを高めてしまう行動があることを知っていますか？

それは、「座り続けること」。

もしかしたら、「座りっぱなしの生活は健康によくないよ」という話を一度は聞いたことがあるかもしれません。

2012年にオーストラリアの研究グループが発表した、約22万人を対象とした大掛かりな調査研究の結果から、**座っている時間が長い人ほど死亡リスクが上昇する**ことがわかりました（次ページグラフ参照）。

しかも、**座る行為は身体活動とは独立した危険因子で、たとえ習慣的に運動をしている人でも座っている時間が長い人ほど死亡リスクが高まる**という結果だったのです（もちろん、運動習慣がない人と比べると死亡リスクは低いですが）。

その後も、世界中で調査研究が行われました。

そうした調査結果をまとめた２０１５年のメタ解析結果を見ても、同様の結論が得られています。

すなわち、座っている時間が長い人ほど糖尿病、心血管疾患、がんの罹患リスクが上昇し、死亡リスクも上昇するという結果だったのです。

私もこうした研究結果を知ってからは、高さ調節が容易なデスクを購入して、長時間のデスクワークが必要なときは、なるべく立った状態で仕事をするようにしています。立ってい

3-8 座っている時間が長いほど、死亡リスクが上昇する

■運動習慣の有無にかかわらず、座っている時間が長いと死亡リスクを高めることが、約22万人のオーストラリア成人男女の調査研究でわかった。

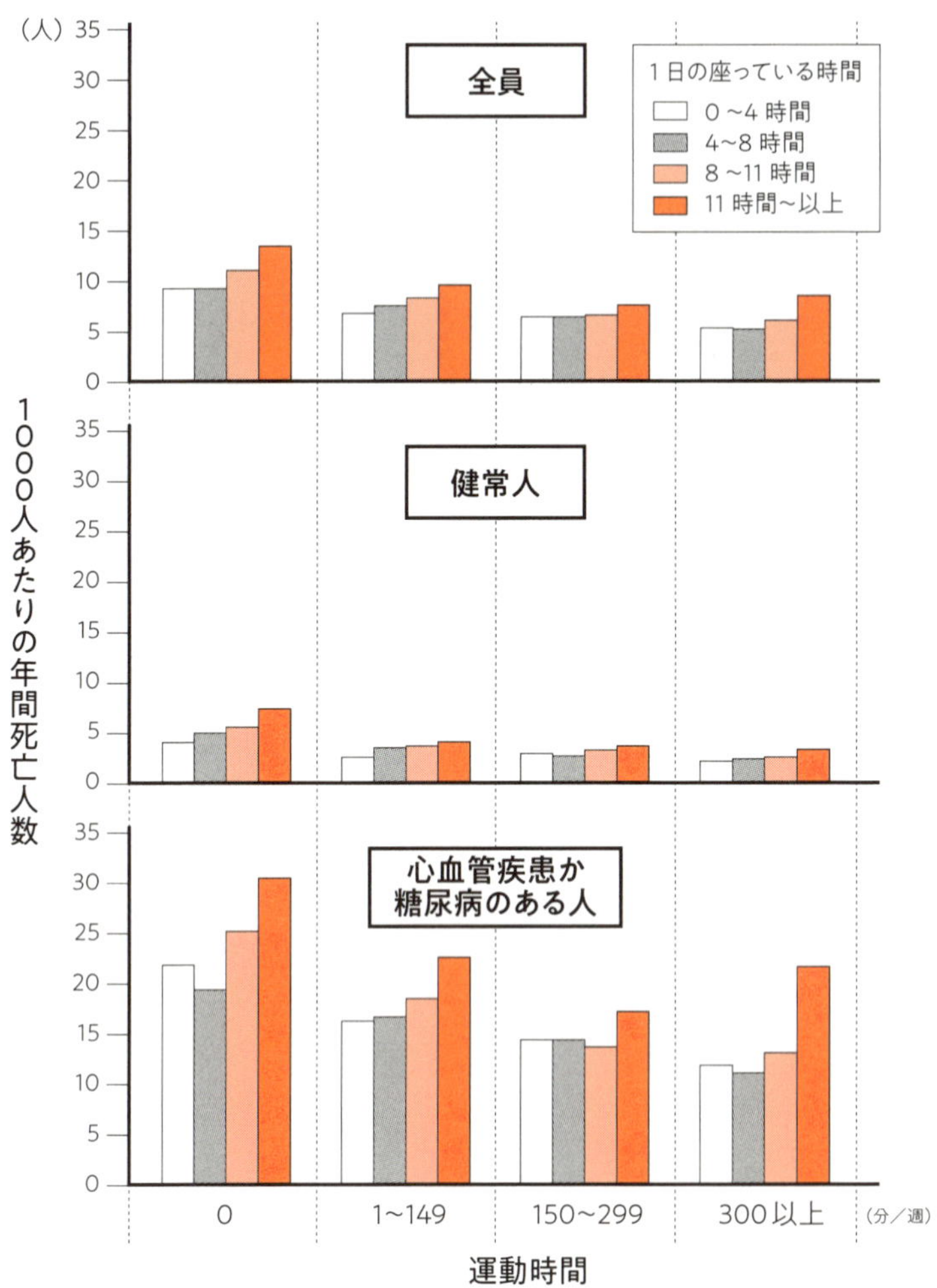

(van der Ploeg HP ほか. Arch Intern Med 2012年より改変)

ても意外と疲れませんし、睡魔に襲われやすい昼食後の「魔の時間」でも、あまり眠くならないのでお勧めです。

座りっぱなしのリスクを裏づける研究結果は、ほかでも報告されています。

染色体の末端にはテロメアという部分があり、細胞が増えていく過程で必要な細胞分裂を繰り返すにつれて短くなっていきます。そして、このテロメアが長い人のほうが長生きする傾向のあることがわかっているのですが、アメリカの高齢女性1297人を対象に調査した結果、**じっとしている時間が長い人ほどテロメアが短くなっている**ことがわかったのです。

デスクワーク中心の方などは、「仕事なんだから、座りっぱなしになるのはしょうがない」と思われるかもしれません。

ただ、そういう方であっても、**座りっぱなしの1時間のうち、たった2分だけでもいいので軽く体を動かすだけで、死亡リスクは下がる**ようです。

誰かに電話をかけながら社内を歩き回るのでもいいですし、コーヒーを淹れに席を立つのでもいいでしょう。

もし状況が許すのではあれば、職場でＨＩＩＴを取り入れるという選択肢もあります（自宅で作業されている方や職場にスペースのある方、あるいは私のようにひとりで研究室にこもって仕事をする機会がある人の場合）。

実際に、今回、ＣＨＡＰＴＥＲ４でモニターとしてＨＩＩＴにチャレンジしていただいた方々を紹介していますが、「夜に、誰もいない会議室でＨＩＩＴした」という方もいました。この方は、体重、体脂肪ともに減量に成功しました。

先ほどダイエットの項目で説明したアフターバーン（ＥＰＯＣ）効果に通じる話なのですが、３時間座りっぱなしの状態と比べて、座ってから**1時間後に6分間だけＨＩＩＴを行うと、その後の2時間は座りっぱなしのままでも代謝や循環系が亢進して、酸素摂取量が上昇した状態が続く**ことが観察されています。

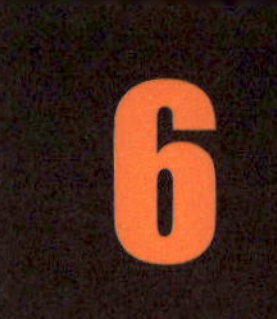

糖尿病 血糖値をぐっと下げる

◆2型糖尿病にもすばらしい改善効果

私が今回HIITを特にお勧めしたいのが、血糖値が気になっている方。なかでも、食生活には気を配っているものの、運動習慣が根付いていない方です。

日本では糖尿病が疑われる成人の数は1000万人を超えています（HbA1c値が6・5％以上）。糖尿病予備軍の人も同等数いるといわれています（同6・0％以上、6・5％未満）。

それくらい糖尿病は現代人にとって身近な病気なのですが、**HIITは糖尿病の予防や病状の改善にも効果が期待できます**。

糖尿病の病状改善のための研究を見ると、ＨＩＩＴが取り上げられる頻度がここ数年で明らかに増えています。

ＨＩＩＴが、筋肉にもたらす変化は大きく分けると３つあります。

1 **筋肉の運動能力の増加（筋小胞体内へのカルシウムイオンの取り込み促進）**
2 **最大酸素摂取量の増加（ミトコンドリアの量と質の改善）**
3 **細胞へのグルコース（ブドウ糖）の取り込み促進（ＧＬＵＴ４の増加）**

特に、血糖値に影響を及ぼすのが2と3です。

ＧＬＵＴ４とは、体内でブドウ糖の輸送を行う分子で、ＧＬＵＴとは「グルコース・トランスポーター（糖輸送体）」の略です。

糖輸送体にはさまざまな種類があるのですが、なかでも糖尿病と密接な関係にあるのがＧＬＵＴ４。

ＧＬＵＴ４はブドウ糖を細胞内に搬入するトラックのようなもので、ＧＬＵＴ４が多いほど、細胞のブドウ糖の取り込み量が増えるのです。

そもそも人の体というものは、血中のブドウ糖が増えると膵臓からインシュリンが分泌され、そのインシュリンが「ブドウ糖を取り込め！」と各細胞に命令するメカニズムになっています。

しかし、２型糖尿病の患者さんは、細胞自体が糖分を取り込みにくくなっているのです。これを「インシュリン感受性が下がった状態」もしくは「インシュリン抵抗性が上がった状態」といいます。

インシュリン感受性を上げるには、**ひとつはミトコンドリアの量と質を改善すること**です。エネルギー産生工場自体を増やし、さらに各工場の生産能力を上げるということですね。

そして**もうひとつがＧＬＵＴ４を増やすこと**。

なぜなら、いくら工場が増えても燃料（ブドウ糖）を搬入するトラックの数が増えないと結局ブドウ糖が工場の中へ入ってこられないからです。

その点**ＨＩＩＴは、運動によってブドウ糖を消費するだけでなく、ミトコンドリアもＧＬＵＴ４の問題も同時に解決できるため、インシュリン感受性が回復して、血糖値の改善に大きく役立つ**のです。

82ページで紹介したカナダＭｃＭａｓｔｅｒ大学の調査研究では、運動を開始して12週間後のインシュリン感受性の変化も調べていますが、これを見てもＨＩＩＴがインシュリン感受性の改善効果に優れていることがわかります（次ページグラフ）。

◆面倒な運動はＨＩＩＴでサクッと終わらせる

２型糖尿病患者がＨＩＩＴを実践した結果、わずか２週間（週３回、計６セッション）でも血糖値を有意に改善させたという別の調査研究結果もあります。

3-9 HIITは血糖値を改善する!

■12週間にわたってHIITを実践したグループは、インシュリン感受性が有意に改善した。

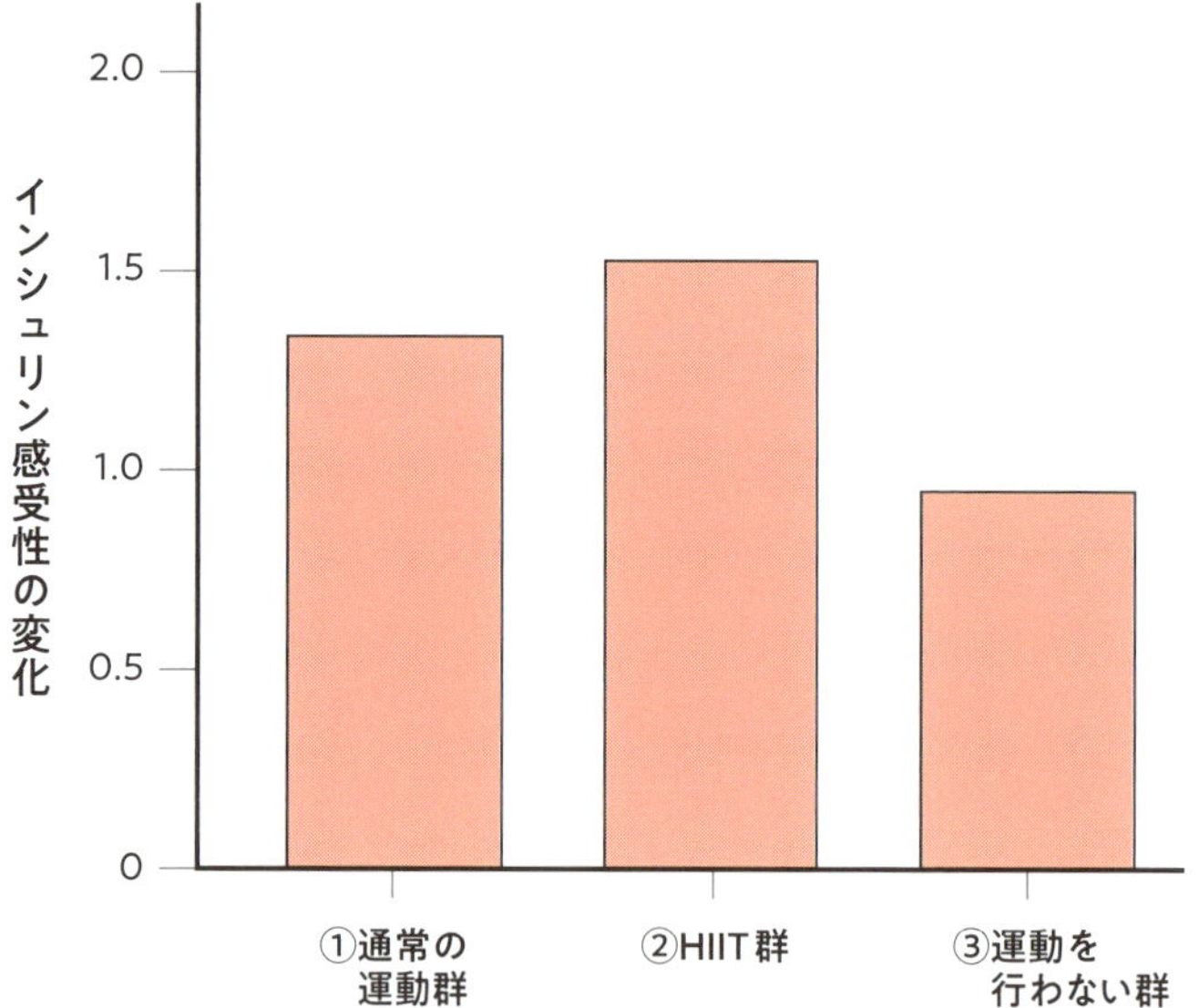

①通常の運動群
45分間最大心拍数の70%以下で45分間ペダルをこぎ続ける(週3回)。

②HIIT群
負荷のかかったペダルを20秒間だけ全力でこぐこと(オールアウト)を、2分の間隔で3回繰り返す

③運動を行わない群

※最初の測定値に比して12週間後にインシュリン感受性が何倍になったかで示している。

(Gillen JB ほか. PLOS ONE 2016年より改変)

対象となったのは平均年齢62・5歳、平均BMI31・7の8人で、1回のセッションで自転車エルゴメーターを1分間、最大心拍数の80～90％でこぎ、1分間の休憩を入れる運動を10セット行いました。

その結果、外側広筋（がいそくこうきん）（大腿四頭筋のなかで、最も大きな筋肉。太ももの外側についている）の「GLUT4」は3・7倍にも増加。

血糖値の変化を一応書いておくと、**被験者の24時間血糖値の平均は136から118㎎／dℓまで低下しました**。

繰り返しますが、わずか2週間の結果です。

2型糖尿病になると医師から必ずいわれるのが、ダイエットと運動です。この2つはたいていセットでお願いされます。

「糖尿病になったから食生活を変えて、糖分を取り過ぎないようにする」というのは因果関係がわかりやすいですよね。

その一方で「食生活が原因で糖尿病になったのなら食事を用いたダイエットだけでいい

じゃないか。それに糖分を控えれば運動する必要はないだろう」と、運動を軽視する糖尿病患者さんがまだまだ少なくありません。

おそらくそれは運動がもたらす体内変化がイメージできないからだと思います。

ＨＩＩＴ（ないし運動全般）を行うことでミトコンドリアとＧＬＵＴ４の量が増え、ブドウ糖を消費しやすい体になる、ということがわかれば、運動に対しても、少し前向きな気持ちになれるのではないでしょうか？

ちなみに２型糖尿病患者に対するＨＩＩＴと中等度の持続運動の改善効果を比較したメタ解析（13の研究、計３４５人分のデータを統合）の結果、「ＨｂＡ１ｃ」「体重」「ＢＭＩ」「最大酸素摂取量」でＨＩＩＴの優位性が確認できています。

いま糖尿病を患っていて運動の時間を確保するのに大変な思いをしている方は、主治医とご相談のうえで、ぜひＨＩＩＴに挑戦してみてください。

◆睡眠不足は糖尿病の敵

ここで、糖尿病について、意外と知られていない「食べ過ぎ」と「運動不足」以外のリスクについて述べたいと思います。

インシュリン抵抗性を上げる2大要因は「肥満」と「運動不足」です。そのため2型糖尿病患者と聞くと、「太り気味で、普段から大食いの人。だから自分には関係のない話だ」と思われている方もいらっしゃるでしょう。

しかし、糖尿病になる要因はそれだけではありません。

アメリカ人と比べると日本人はさほど太っていなくても糖尿病になる方が多いのですが、**現代人の糖尿病の増加は睡眠時間の不足が関係している可能性のあることが近年わかってきています**。

糖尿病患者ではないアメリカの成人1559人を対象に、「睡眠時間」と「血糖値が上がるリスク」の関係を調査した研究があります。

それによると、**2日間の睡眠時間の合計が11時間以下の人は、明らかに血糖値が上がるリスクが上昇する**という結果でした。

睡眠時間が少ない傾向の人に「耐糖能異常」（上昇してくる血糖値を下げる体内能力が低下している状態）が認められたのです。

睡眠の質の低下と耐糖能異常も密接な関係にあり、普段は睡眠をちゃんととっていて、なおかつ健康的な生活を送っている人でも、いっとき深い眠り（ノンＲＥＭ睡眠）を防げて睡眠の質を低下させるだけでもインシュリン抵抗性が高まり、血糖値が下がりにくい状態になることが報告されています。

次ページの図は、健常な若年成人の深い睡眠を3日間妨げたら、耐糖能がどれだけ下がったかを示したものです。これは、**どんなに健康な若者であっても、睡眠の質が低下すると、すぐに糖代謝に異常をきたすことを示しています。**

3-10 いくら健康でも、睡眠の質の低下で糖代謝に異常が！

■健康で若い人でも、3日間深い眠り（ノンREM睡眠）を妨げられると耐糖能異常をきたす。

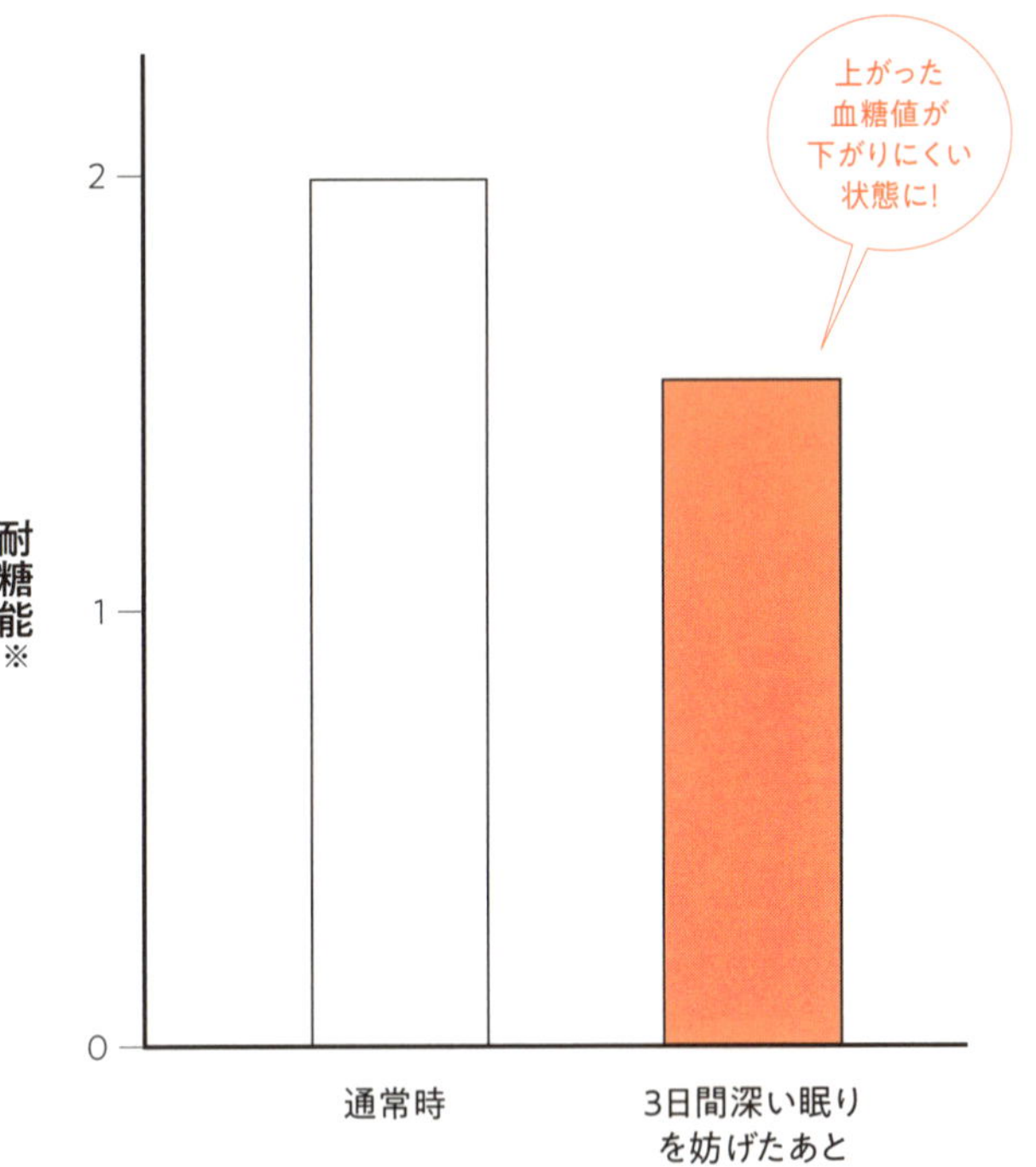

※ブドウ糖を投与後に、インシュリンの働きによって1分毎に下がってくる血糖値の割合（%／分）で表されている。

（Tasali E ほか. Proc Natl Acad Sci USA 2008年より改変）

◆睡眠不足になっても、血糖値の上昇を防げるＨＩＩＴ

ではなぜ睡眠時間が短くなったり、睡眠が浅くなったりすると血糖値が上がるのでしょうか？　考えられるメカニズムは２つあります。

ひとつはストレスです。

健全な睡眠が妨害されることでコルチゾールというストレスホルモンの分泌が増え、このコルチゾールがインシュリンシグナルの伝達を抑制する、というもの。

つまり、「ブドウ糖を取り込め！」という命令が行きわたりにくくなるということです。

もうひとつは遊離脂肪酸の増加です。遊離脂肪酸とは中性脂肪が分解されるときに生じる脂肪のことで、肥満の人は血中に含まれる遊離脂肪酸が多く、それがインシュリン抵抗性を高め、血糖値を高くする要因のひとつになっています。

そして**この遊離脂肪酸は（詳しいメカニズムはまだ解明されていないものの）、睡眠が妨害されるときも増えることがわかっている**のです。

つまりは質のよい睡眠を十分とることが病気予防につながるという話になるわけですが、

そうはいっても仕事や家事、育児、夜の付き合いなどに追われ、ストレスを抱える方々が、「はい、そうですか」といって簡単に良質の睡眠時間を増やせるわけではないでしょう。

じつは、そんな方々にこそ、どんな生活パターンでも比較的楽に運動習慣として組み込めるHIITをお勧めしたいのです。

18～35歳の健常な男性11人を対象にした調査研究でも、24時間睡眠しない状態を作ると血糖値が上がり、インシュリン抵抗性が高まることが確認できました。

しかし、**寝不足であっても、HIITを実践しておくと、血糖値の上昇とインシュリン抵抗性の上昇が抑えられる**ことがわかりました。

理由は2つあり、ひとつは、HIITには強力な糖代謝改善効果があり（エネルギーの消費、ならびにミトコンドリアとGLUT4の改善）、さらに、遊離脂肪酸を低下させる効果もあるからです。

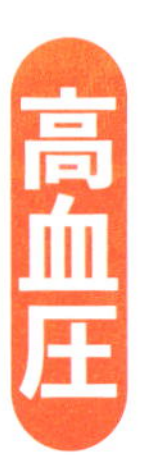

高血圧 高すぎる血圧が下がる

◆6週間のＨＩＩＴで高齢者の血圧が９％低下

ＨＩＩＴが高血圧にも効くことを示す調査データがあります。

対象となったのは65歳前後のイギリス人男女12人で、半分の人にはＨＩＩＴを、半分の人には通常の運動を週２回行ってもらい、６週間後の身体機能の違いを観察しました。

この調査研究で用いたＨＩＩＴは、男性は体重の７％、女性は６・５％の負荷のかかった自転車を６秒間だけ全力でこぐというもの。

その後、最低でも１分の休憩を入れ、心拍数が１２０回／分を下回ったらまたこぐという運動をしてもらいました。

セット数は１日につき６回から始めて、徐々にセット数を増やしていき、最終的には１日10セット行うようにしました。

その結果、この６秒間ＨＩＩＴでも、やはりさまざまな面でＨＩＩＴの効用が見られたのです。

最大酸素摂取量は８％増加し、体の俊敏性なども向上しました。

特に大きな改善が見られたのは収縮期血圧で、実施前と比べて９％も低下しています。仮に元の血圧が１４０だったら、１２７まで下がったということです。

オールアウト形式のＨＩＩＴだったとはいえ、たった６秒でこれだけ効果が出るというのは驚きではないでしょうか。

8

コレステロール

善玉が増え、悪玉が減る

◆善玉と悪玉コレステロールのバランスがよくなる

コレステロールには善玉と悪玉の2種類があります。

善玉（ＨＤＬ）コレステロールは、余分な脂質を肝臓に送り届けてくれるもの。余分な悪玉コレステロールを減らしてくれるので「善玉」と呼びます。

一方の悪玉（ＬＤＬ）コレステロールは脂質を全身に届けるもの。ＬＤＬコレステロールが過剰になって血管の脂質が増えすぎると、動脈硬化の原因となるため「悪玉」なのです。

健康診断などでは総コレステロール値も書いていますが、この値が高いから、低いからということよりも、大事なことは善玉と悪玉のバランスです。

総コレステロール値が高めでも善玉が多くて、悪玉とバランスがとれているのなら、それほど問題はありません。

一方で、総コレステロール値はさほど高くなくても、善玉が少なくて悪玉が多いという人は改善が必要です。

悪玉コレステロールを有意に低下させるという研究結果や、ジョギングなどの持続的運動と比較しても**HIITはより善玉コレステロール値を上昇させる**というメタ解析結果などが近年報告されています。

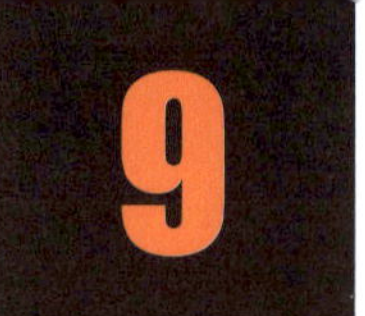

認知機能

脳細胞が増え、情報処理能力が上がる

◆認知機能や記憶に欠かせないタンパク質が増える

ＨＩＩＴは健康な体を作るだけではなく、脳の神経細胞にもよい効果を及ぼしている可能性がさまざまな研究からわかってきています。

人の体内にはＢＤＮＦ（brain-derived neurotrophic factor、脳由来神経栄養因子）と呼ばれる、脳細胞の増加や成長を促すタンパク質が存在します。

医学の世界では、運動がＢＤＮＦの産生を促進することはすでに知られていたのですが、２０１５年に発表されたラットを使った研究で、中等度の持続的運動よりもＨＩＩＴのほうが脳内のＢＤＮＦを増加させるという結果が得られました。

２０１８年に報告されたラットを用いた別の研究では、ＨＩＩＴをさせることで認知機能や記憶に重要な脳の海馬におけるＢＤＮＦの産生が高まることがわかりました。人の場合は血液中のＢＤＮＦを調べる方法が取られています。

その結果、**ＨＩＩＴを行うことで血清ＢＤＮＦ濃度が上昇する**ことが確認されています。

さらに、別の研究では、たった1回のＨＩＩＴでも血清中のＢＤＮＦが増えることが示されており、**ＨＩＩＴが認知機能の向上に役立つ可能性がある**ことが示唆されています。

◆高齢者でも脳細胞は増える！

私が30年以上前に大学で医学を勉強したときは、「大人になったら脳細胞は死んでいく一方だ」と教わったものでした。

いまでもその説を信じている方もいらっしゃるかもしれません。

たしかに人の脳細胞には寿命があり、一度死んだ脳細胞がよみがえることはありません。

しかし同時に、人間には新しい脳細胞を生み出す力が備わっています。

しかもそれは、年齢を問いません。高齢の方でも脳細胞が新しく生み出せることがわかっているのです。

そして**一番簡単に脳細胞を増やす方法こそが、有酸素運動**です。

たとえば、ウォーキングを習慣にしている人のほうが、認知症になりにくいというデータがありますが、やはりこれも運動によって脳細胞が新たに作られることが関係しているからと考えられます。

ただし、「運動さえしていればいい」というわけではありません。ここで注意したいのはカロリーを摂取しすぎないことです。

「肥満は認知症のリスク要因である」といわれますが、それは**カロリーを摂取しすぎていると脳細胞が増えにくくなる**からです。

しかし、逆に脳に十分な栄養が回らない状況も、やはり脳細胞を減らす原因になります。

あくまでも、食事は適量に抑えつつ運動をすることが大事です。

運動や食事と併用して**もっと脳細胞を増やしたいのであれば、お勧めは「何か新しいことを学んでみること」**です。

たとえば、いまは絵画のど素人の方でも、本格的にデッサンなどを習ってコツコツと絵を描き続けたら、数年後にはちょっとした作品なら描けるようになるはずです。

それはなぜかというと、その人の脳のなかの輪郭を捉えたり、筆を自分の手の延長として操る能力などを担う特定の領域の脳細胞が増えて発達したからなのです。

仕事などで新しいことを学んでいくことを、世間では「経験を積む」といったいい方をしますが、脳科学的には「脳の構造や機能が、その仕事に合うように変化している」のです。

状況に応じて新しい脳細胞が生まれ、細胞同士が連絡を取り合うために「シナプス結合」を介して新たにつながる現象を、「脳の可塑性（かそせい）」といいます。

この「脳の可塑性」を促進するためには、ＢＤＮＦがどんどん作られることが重要です。

したがって、もし読者の方がこれから何か新しいことを勉強したいとか、スキルを身に付けたいと思ったら、ＨＩＩＴのような運動を習慣付けて、ＢＤＮＦを増やした状態の上で取り組むと、上達が早まるかもしれません。

逆にいえば、**運動不足で食生活が乱れていて、さらに新しいことに対する好奇心もない生活を長年送っていると脳細胞は減少する一方なので、どんどん「頭の固い人」になってしまいますし、認知症リスクも高まるので注意したい**ところです。

◆情報処理能力が上がる

ＢＤＮＦというタンパク質が増えることだけではなく、ＨＩＩＴがもたらす実際の脳機能の改善効果を調べている研究グループが近年増えています。

２０１８年に報告された研究では、被験者の脳の遂行機能（executive function）に着目した調査を行いました。

遂行機能とは「目的を持った一連の活動を、効果的に成し遂げるために必要な脳の機能」のこと。

日頃仕事をするときに「今日は頭が冴えているな」と感じたときはサクサクとミスなく業務が進みますが、逆に「何だか今日は頭が働かない……」と感じる日もありますよね。

その差は、脳の司令塔ともいわれる前頭前野の重要な機能のひとつである「遂行機能」が発揮できているかどうかで生じるのです。

この調査では遂行機能を定量的に計測するために、脳科学の世界では定番の「ストループテスト」を実施しました（書かれている文字ではなく、文字の色を判断させるテスト。たとえば赤色で書かれた「青」という文字を「あおか？」と問われたら、「×ボタン」を押してもらい、その反応時間を調べる）。

被験者を2つのグループに分け、まず全員にストループテストを受けてもらいます。

その後、ひとつのグループはＨＩＩＴを10分間（ウォームアップ2分＋最大負荷の60％で

30秒のサイクリング運動と30秒の休憩を8セット）と休憩を15分。

もうひとつのグループには25分間ずっと休憩をしてもらい、最後にまた全員にストループテストを受けてもらいました。

その結果は、次ページのグラフの通りです。

正解を導き出すまでの反応時間を比較したところ、運動せずに休憩していたグループは2回目のテストで反応時間が長くなっていた（情報処理能力が鈍った）のに対して、HIITを行ったグループは反応時間が短くなった（反応速度が上がった）のです。

つまり、**HIITを行うことで情報処理能力が高まった**ということです。

そのときの脳の変化をNIRS（near-infrared spectroscopy：近赤外分光法）と呼ばれる方法を用いて計測した結果、HIITを行った被験者たちは情報処理などの高次な脳機能に関わる左脳の背外側前頭前野で、酸素化へモグロビンが増えていることがわかりました。

酸素化へモグロビンが増えているのは、その部位の働きが活発になっている証しです。

3-12 HIITを行うと情報処理のスピードが上がる

■遂行機能を調べるテストをして、HIIT が情報処理能力を上げることがわかった。

〈ストループテスト〉

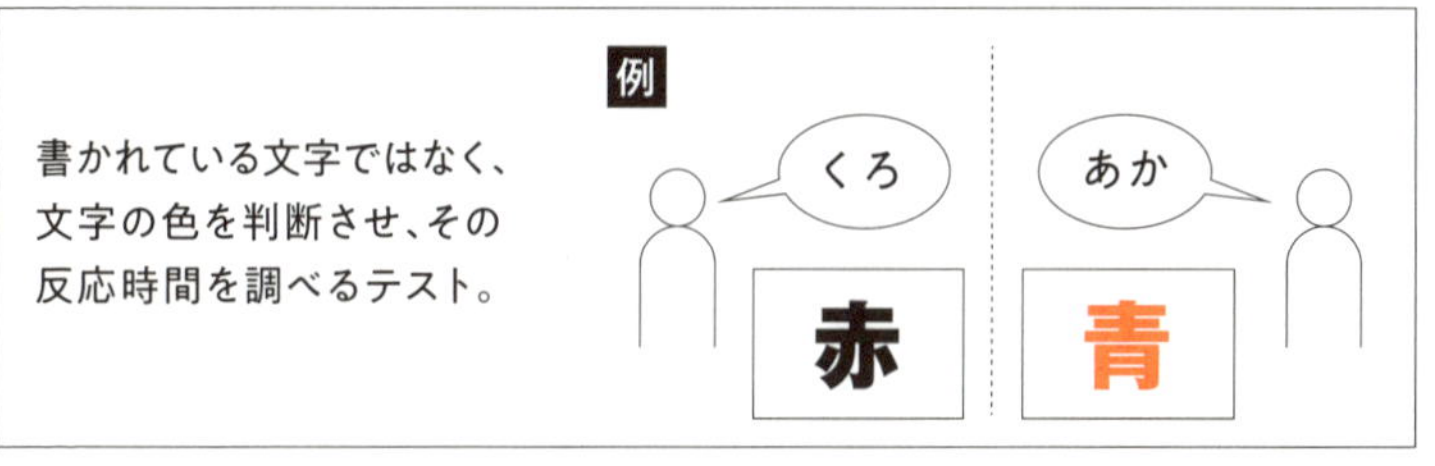

例
書かれている文字ではなく、
文字の色を判断させ、その
反応時間を調べるテスト。
くろ
赤
あか
青

〈HIITグループと何もしない休憩グループのストループテストの反応時間〉

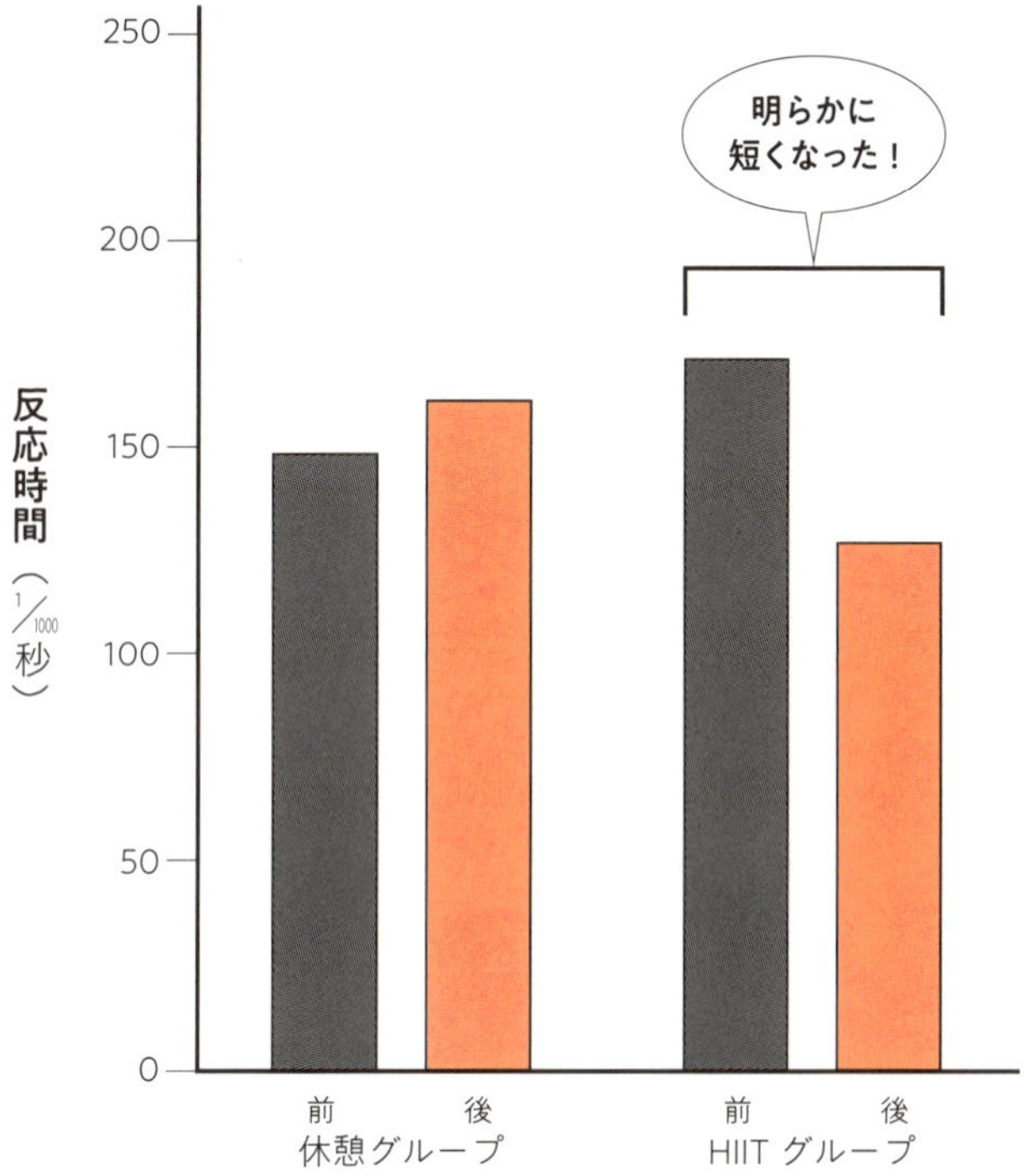

反応時間（1/1000秒）

250
200
150
100
50
0

明らかに
短くなった！

前 後
休憩グループ

前 後
HIIT グループ

（Kujach Sほか．Neuroimage 2018年より改変）

◆運動は脳のコンディションを整える

私自身、ＨＩＩＴは朝に行うことが多いですが、ＨＩＩＴをやったあとに論文や原稿を書くと、ものすごく集中力が増して仕事がはかどることが多いです（実はこの原稿も、ＨＩＩＴを8分やった午前中に書いています）。

運動をしたあとは、疲れて集中力が下がるのでは……と思われる方もいらっしゃるでしょうが、ＨＩＩＴは運動時間が短いので、運動後に疲労感はさほど残りません。

ＨＩＩＴに限った話ではありませんが、**「運動は体のコンディション作りに最適なだけではなく、脳のコンディション作りにも効果的である」**という説は、いまや医学の世界ではかなり強固なものになっています。

そのメカニズムは完全に解明されたわけではありませんが、現状では、次のようなメカニズムによって、脳内環境が改善するためと考えられています。

- 運動をするＢＤＮＦなどの神経栄養因子の分泌が促進される
- 脳血流が増加する（運動によって酸素化された血液がより多く脳へ運搬される。なおかつ脳血管の新生が促進される）
- 脳細胞の新生が促進される
- 情報処理にかかわる神経伝達物質（ドーパミンやノルアドレナリンなど）が増加する

こうした**脳内環境の改善は、あまり負荷のかからない運動よりも、ある程度（中等度）以上に負荷のかかる運動のほうが効果的である**こともわかっています。

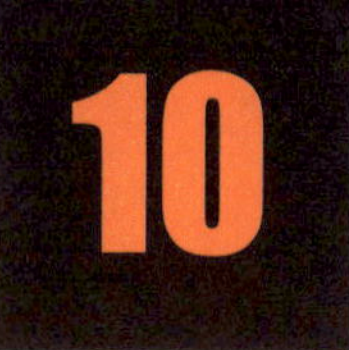

継続性

結果が出るから続けられる

◆運動は続けられないと意味がない

「ダイエットや健康維持のために散々いろいろな運動に挑戦してきたものの、結局長続きしたためしがない……」

こういう方も多いのではないかと思います。

体に負荷をかける運動はどうしても「ツラさ」がつきまとうため、心理的拒絶反応が起きるのは自然なことです。

運動が続くかどうかを左右する大事な局面が、運動を始めたばかりのいわゆる「習慣の定着時期」。

そこさえ乗り越えてしまえば運動がどんどん当たり前のものになり、意志力や理性に頼らなくても習慣化されていくものです。

たとえば体育会の部活に入った新入生なども、夏合宿を乗り越えたあたりにはツラい運動にも慣れて、当初見せていたネガティブな反応はかなり薄れていきますよね。

ただ、体育会の部活は「勝負に勝つ」「競技がうまくなる」といった運動以外のわかりやすい目的があるので、モチベーションは維持されやすいといえるでしょう。

問題なのが、「ダイエット」や「健康維持」といった目的で運動をするときです。

よほど差し迫った理由がなければ、意志力の強い人でない限り運動は長続きしません。

その点、**HIITは運動自体を楽しく感じやすい**という調査結果が出ています。

ひとりでも多くの方に運動習慣を身につけていただきたいと思っている医師の立場からすると、運動自体が楽しく感じられることのメリットは、とてつもなく大きなものだと感じています。

◆12人中11人がＨＩＩＴのほうを「好ましい」と答えた

運動の楽しさという観点から「ＨＩＩＴ」と「中等度の持続的運動（ジョギングなど）」とを比較した、いくつかのデータを紹介しましょう。

ある調査研究では、12人の健康な男女に自転車エルゴメーターを使った2パターンのトレーニングをしてもらいました。

ひとつは、最大45％の負荷がかかる状態で20分間ペダルをこぎ続ける、一般的な有酸素運動です。

もうひとつは、最大酸素摂取量の85％の負荷でペダルを漕ぐ運動を1分間行い、1分間のリカバリータイム（25％の負荷で漕ぐ）を入れながら、8セット行うもの。こちらがＨＩＩＴです。

その結果、運動直後の疲労感はＨＩＩＴのほうが強かったものの、**17の質問項目から算出される「楽しみ度スコア」はＨＩＩＴのほうが有意に高く、12人中11人がもうひとつの持続**

的な運動よりも、HIITのほうが好ましい」と答えたのでした。

HIITの楽しみ度のほうが高かった理由として、この調査を行った研究者は**「時間効率がよく、刺激が変わり、かつ挑戦的な要素があるため」**と推測。また最終的にHIITを好ましいと感じた被験者が多かった理由としては、**「自分に課した挑戦を達成することによって、自信が得られるため」**ではないかと考えています。

「楽しみ度スコア」を6週間にわたって調査したデータもあります。

この調査では座っていることが多い大学生を対象に、自転車エルゴメーターを使ってHIITを行う群と中等度の持続的運動を行う群に分け、6週間、週3回の運動を行ってもらいました。

その際、HIIT群は最大心拍数の90%~95%の運動を1分と、次いでごく軽い運動をしながらの休憩を1分で1セットとして、10セット（合計20分）実施。

中等度の持続運動群は、最大心拍数の70％ないし75％の運動を、HIITと同等のエネルギー消費量になるよう27・5分間連続で行いました。

そして、毎週金曜日の運動直後に、質問票で「運動の楽しみ度」をチェックしてみたところ、中等度の持続的運動では楽しみ度が横ばいから減少方向へ推移したのに対して、**HIIT群は楽しみ度が増加していく**ことがわかりました。

持続的運動との差は、次ページのグラフで見てもはっきりとわかります。

◆HIITに特徴の「低い離脱率」

離脱（途中でやめてしまう）率の調査を行った研究もあります。

普段、座っていることが多い34人の被験者を、次の3つの運動群にランダムに振り分け、8週間運動を続けてもらいました。

■【HIIT群①】最大心拍数の85-95％の運動を4分2セット、週2回（ウォーミングアッ

3-13 HIITはやればやるほど「楽しい!」と思える

■HIITと持続的な運動の「楽しさ」を比べたところ、HIITは続けるほど楽しみ度合いが上がることがわかった。

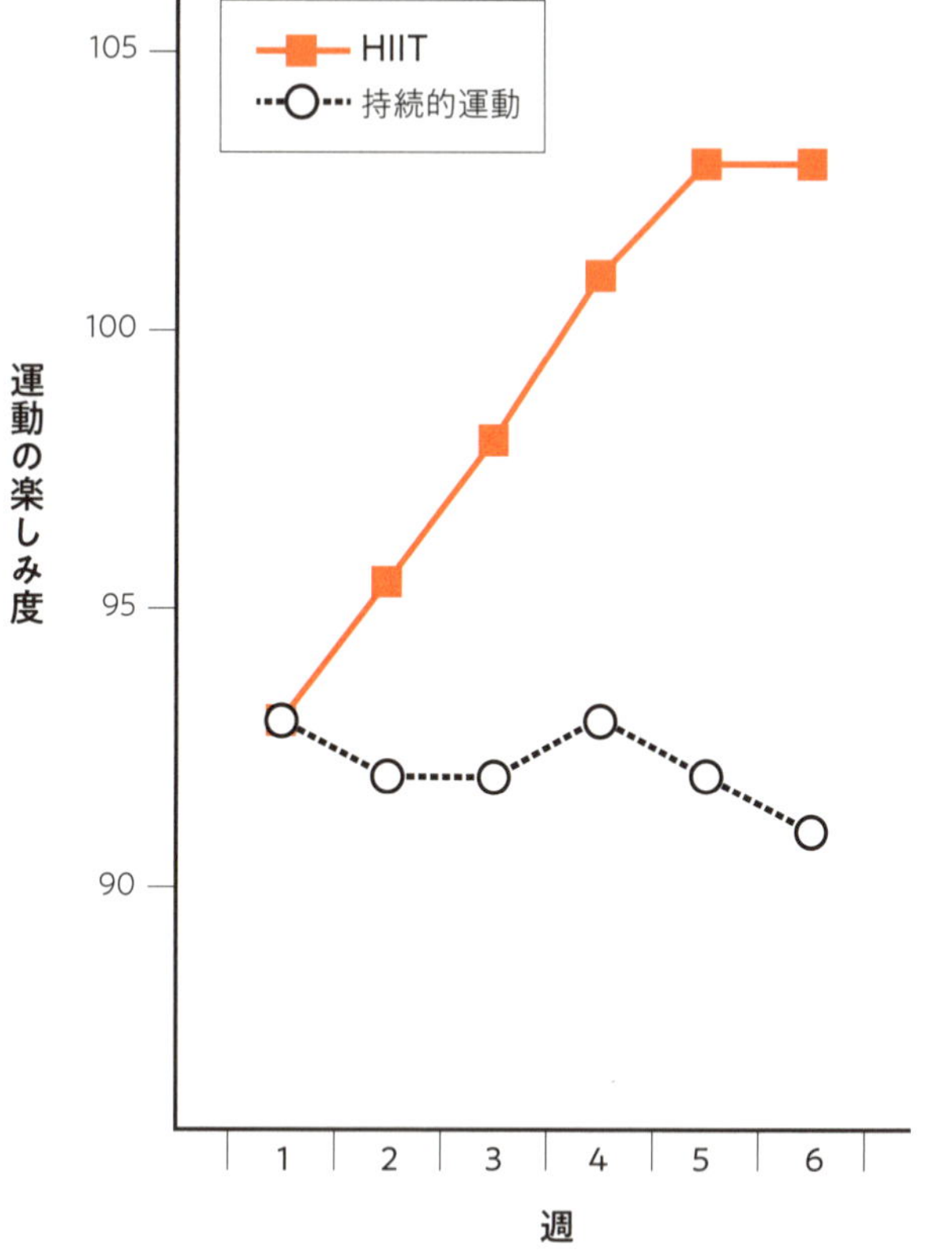

※運動の楽しみ度スコア（18 個の質問項目を 7 段階でレーティングした合計値）の6週間の平均値の推移を示した。スコアの最高は126で、スコアが高いほど、楽しみ度も高い。

（Heisz JJほか. PLOS ONE 2016を改変）

プ含め週の合計30分)。

- 【HIIT群②】最大心拍数の85-95%の運動、1分5セット、週2回(ウォーミングアップ含め、週の合計28分)。
- 【中等度運動群】中等度の運動強度の持続的サイクリング、週1ないし2回(ウォーミングアップ含め週の合計76分)。

その結果、8週間が終了する前に運動をやめてしまった被験者の離脱率は、HIIT群①が17%、HIIT群②が8%、中等度運動群が37%でした。

同じHIITでも運動の時間が短いほうが離脱率が低いということも注意すべき点ではありますが、中等度運動群では約3人に1人以上が離脱してしまったのに対してHIIT群②では約12人に1人しか離脱しなかったという点は大いに注目に値します。

さらにこの調査では、**HIITならではのトレーニング効率のよさ**も立証されています。

3つの運動群の最大酸素摂取量の増加は以下の通りです。

- ■ HIIT群①＝＋20％
- ■ HIIT群②＝＋27％
- ■ 中等度運動群＝＋16％

中等度運動群と比べて60％も運動時間が短い**HIIT群のほうが、少なくとも最大酸素摂取量、つまり持久力アップという面で大きな効果**があったのです。

◆HIITを続けていくためのコツ

さて、次のCHAPTERでは実際にみなさんがご家庭でできるHIITの練習メニューを紹介していきますが、三日坊主で終わってしまっては、このCHAPTER3で解説したような効用・効能は得られません。

そこで、継続していただくためのコツをいくつか紹介します。

ひとつは、運動時間をあまり長くしないことです。

先の研究でもそうでしたが**「長いインターバル（連続運動時間＋休憩時間＝1セットの時間）は、医学的効果は期待できるものの、楽しみ度を落とす」**という調査結果は他にも報告されています。

肥満体型の方を対象にした調査では、**「1セットが2分を超えると楽しみ度が下がり、30秒か60秒のときの楽しみ度が一番高かった」**という結果でした。

これらはＨＩＩＴの本質をついているデータともいえます。

というのも、一般の人が、ＨＩＩＴのような高負荷の運動を続けられる「唯一」といっていい理由は、「キツいことはキツいけれど、終わりが見えている」というある種の心の拠り所があるからです。

「ツラいのは少しの間だけだ！」と感じるのと、「このツラさはしばらく続くのか……」と感じるのでは、精神的にはまったく違いますよね。

前者は「がんばれば、何とかやれそうだ！」というチャレンジングな感覚がありますが、後者はひたすらひとりで我慢大会をしているようなものです。

そうなってしまうと結局運動を続けられるのは、根性のある人やもともと運動経験のある人などに限られてしまうでしょう。

また**トータルのセッション時間も短いほうが、継続しやすいと考えられます**ので、1日に行うHIITセッションのトータル時間についても、最長でも20分くらいにとどめましょう。最初のうちはモチベーションが高いので無理をしがちですが、まずはウォームアップなども含め、10分程度で終わるようにしてみましょう。

◆家族や友だちを巻き込むと成功する！

条件設定以外にHIITを継続しやすくするコツとしてぜひお勧めしたいのが、**誰かと一緒にHIITを始めること**です。

できれば身近な人ほど好ましいので、夫婦やカップル、友人、もしくは職場の気の合った仲間などが最適です。

「何かを続けたいのであれば、仲間と一緒にやったほうが続きやすい」ということはよくいわれることですが、それを裏付けるデータも存在します。

運動をひとりで習慣的に続けるときの最大の障壁は、「モチベーションの低下」です。

多くの人が運動を始める理由は、意外と外因的です。

たとえば、

「運動しないといけないな。医師にもいわれているし」

「痩せようかしら。まわりの同僚がみんな痩せているし」

といった具合です。

こうした外因的な動機は土台としてもろいので、ちょっとツラいことがあったら、いとも簡単に崩れてしまいます。

一方で複数人で何かに取り組むと他人との関わりが生まれますから、そうした相互作用を通して別の動機が生まれやすいのです。

たとえばＨＩＩＴなら、

「お互いを励ましあっているときの空気感とノリが楽しい」

「運動をやりきったあとの達成感を分かちあえるので楽しい」

「彼女ががんばっているんだから、自分もがんばらないといけない」

といったさまざまな感情です。

２０１５年にイギリスで行われた50歳以上の男女を対象にした調査によると、**パートナーが身体的にアクティブになると、もう一方のパートナーもアクティブになりやすい**ということがはっきりと統計データとして現れています（次ページ参照）。

つまり、奥さんなり旦那さんを誘ってＨＩＩＴを始めれば、お互いが刺激し合って継続していく可能性が高いのです。

3-14 運動は、パートナーと始めたほうが習慣化しやすい

■運動はひとりでやるよりも、誰かを巻き込んだほうが継続しやすい。

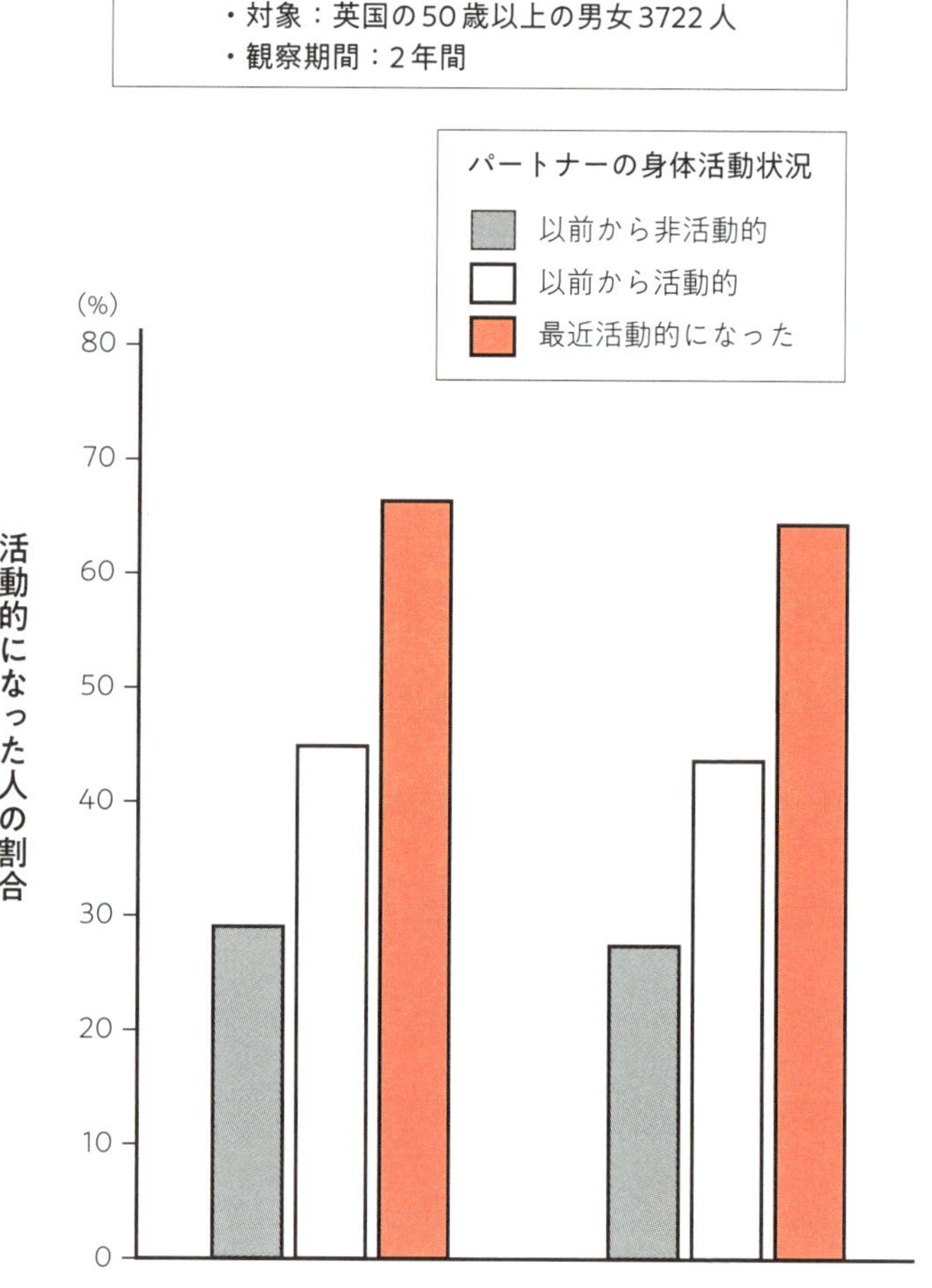

(Jackson SE ほか. JAMA Intern Med 2015年より改変)

CHAPTER 4

まずは1日4分！自宅でできるHIITプログラム

LESSON1

ティップネス式 HIITプログラムを体験

▼飽きないための1カ月（16種）プログラム

短時間で高い運動効果が得られる「HIIT」はいまやフィットネス先進国アメリカで人気ナンバーワン（「Fitness Trends 2018」にて1位）のトレーニング方法であり、このCHAPTERを監修しているフィットネスクラブ・ティップネスでも人気の運動方法のひとつ。日本でもじわじわ知られてきています。

そんなHIITを運動に不慣れな人が自宅で実践する場合には、専用器具が不要で、狭いスペースで行え、かつシンプルな動作で体幹や下肢などの大きな筋肉を使う運動がベストです。ただ、運動がシンプルになるとどうしても飽きてしまうもの。そこで今回は、16種類（+ジムの運動2種類）の運動メニューを紹介します。

「20秒の運動×10秒休息×8セット」で1回が基本

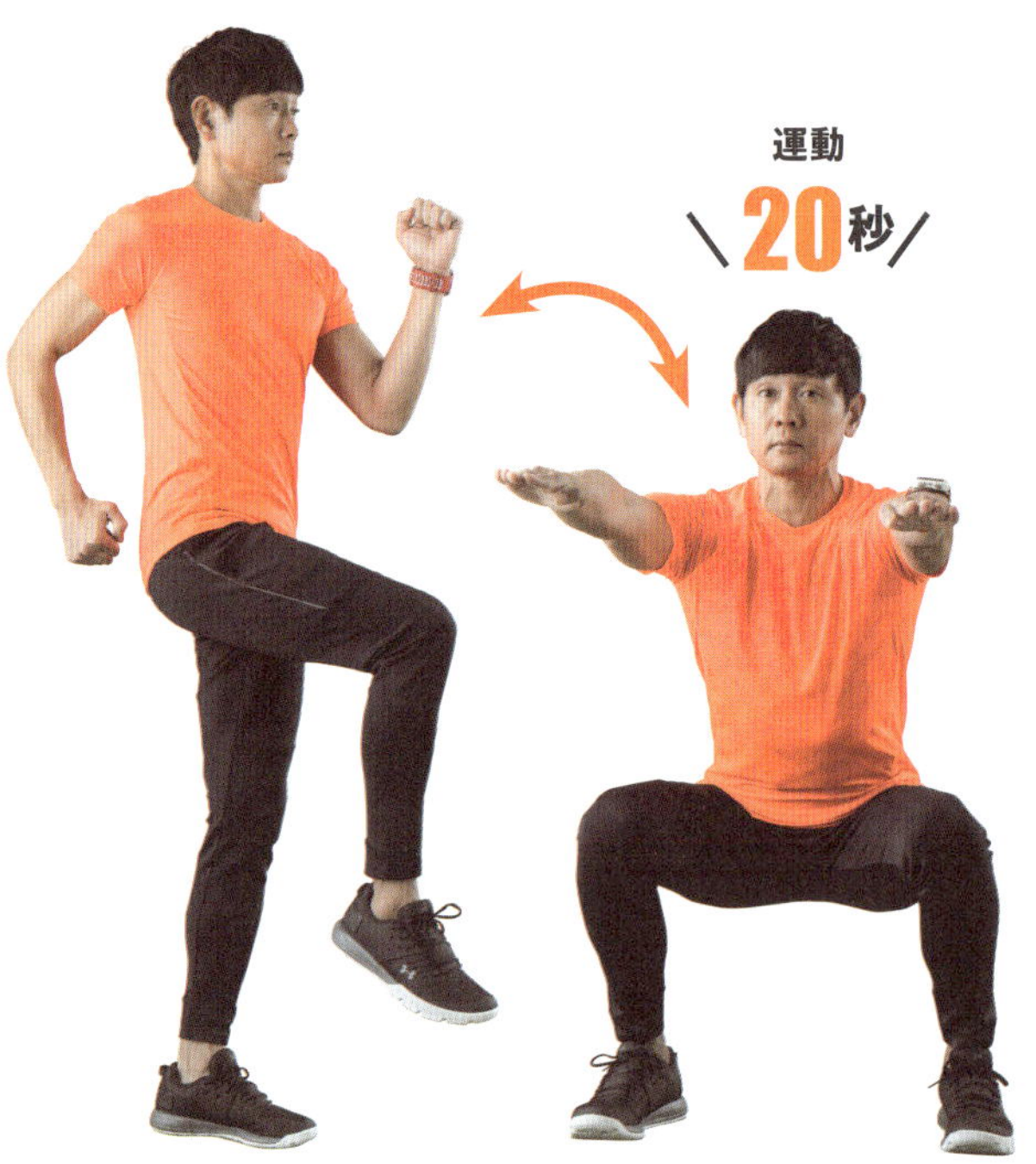

ティップネスで推奨しているHIITプログラムの基本的なインターバルは、「20秒の運動×10秒休息×8セット」。高負荷運動を20秒行ったら10秒の休息を取り、次の運動に移るということを8回繰り返します。

運動強度は、「ややキツめ」（息が少し上がる程度）から始めて、徐々に強度を上げて（高めて）いきましょう。

正しいフォームで行うと、さらに効果的。各メニューに付いたQRコードを読み込み、ぜひ動画もご覧ください。

LESSON2

HIIT効果を高める運動前後のストレッチ

WARM UP!

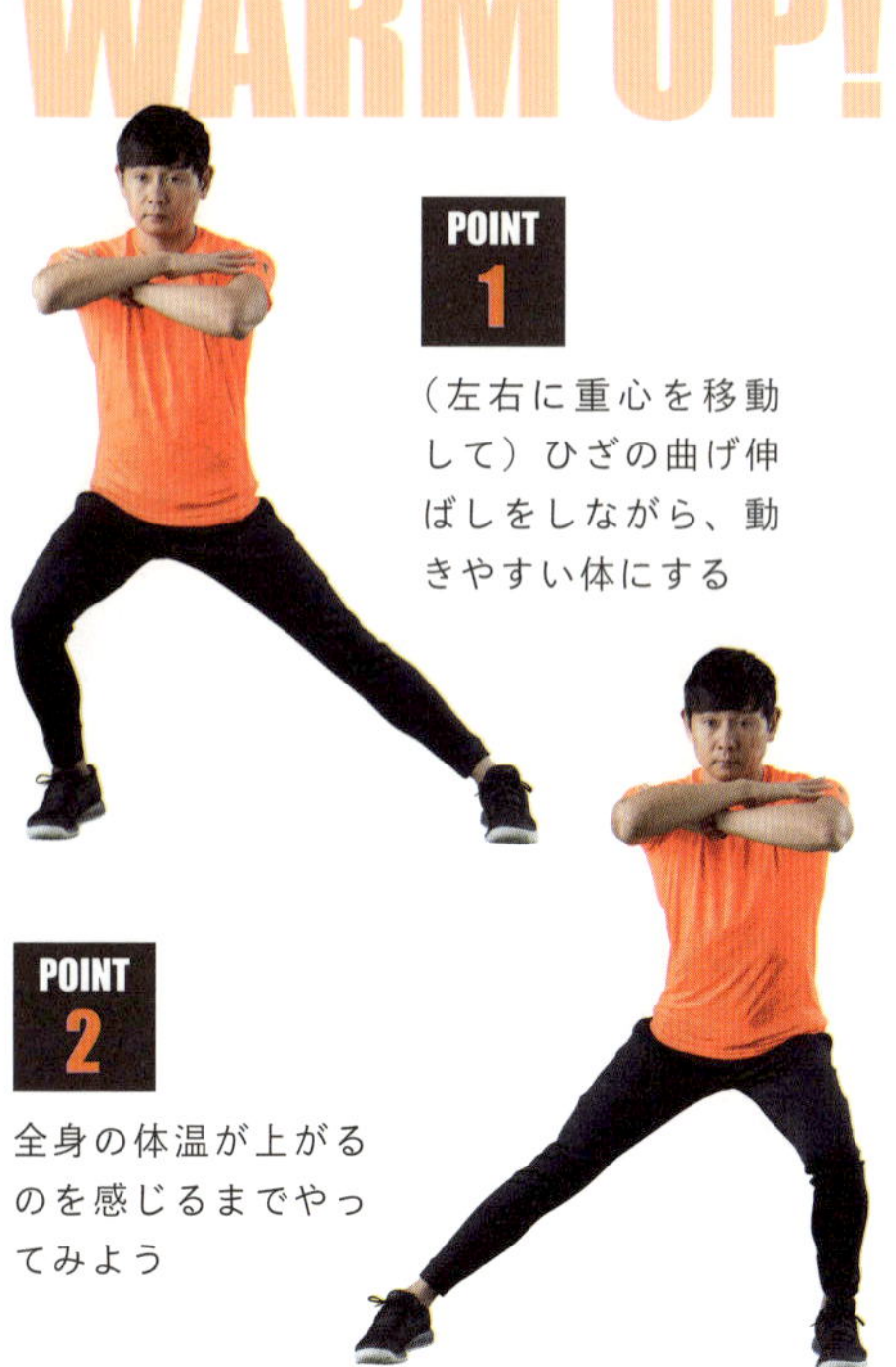

POINT 1

（左右に重心を移動して）ひざの曲げ伸ばしをしながら、動きやすい体にする

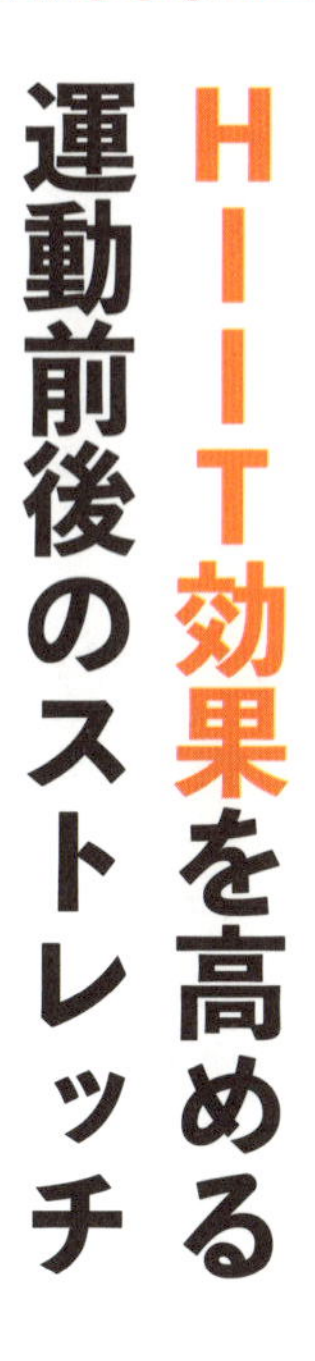

POINT 2

全身の体温が上がるのを感じるまでやってみよう

▼運動前は軽く動かして筋肉を温める

ウォーミングアップの目的は怪我の防止。体をリズミカルに動かして、「筋肉に血液を流して温める（ほぐす）こと」と「筋や関節回りの可動域を広げること」を意識しましょう。運動の習慣がない人ほど、入念にウォーミングアップを。

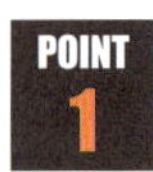

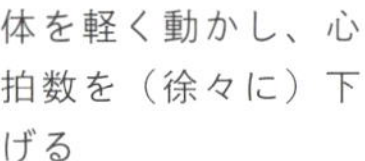

体を軽く動かし、心拍数を（徐々に）下げる

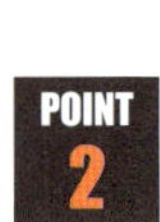

（静的）ストレッチと深呼吸でリラックスする

COOL DOWN!

運動後は使った筋肉を優しく伸ばす

クールダウンで主に行うことは「ストレッチ」と「深呼吸」です。クールダウンを軽視する方は少なくありませんが、クールダウンは疲労回復や怪我をしにくい体づくりに重要です。というのも、負荷をかけた筋肉は老廃物や疲労物質が蓄積しています。そこで運動を急にやめてしまうと、それらが蓄積されたままなのです。

運動後にきちんとストレッチをすることで、老廃物や疲労物質は血液中に排出されます。さらに深呼吸で血液循環を促すことで、それらの分解を促進できるのです。

LESSON3

筋肉を飽きさせない！HIITプログラムのやり方

▼1回4分のHIITをまず1カ月チャレンジ！

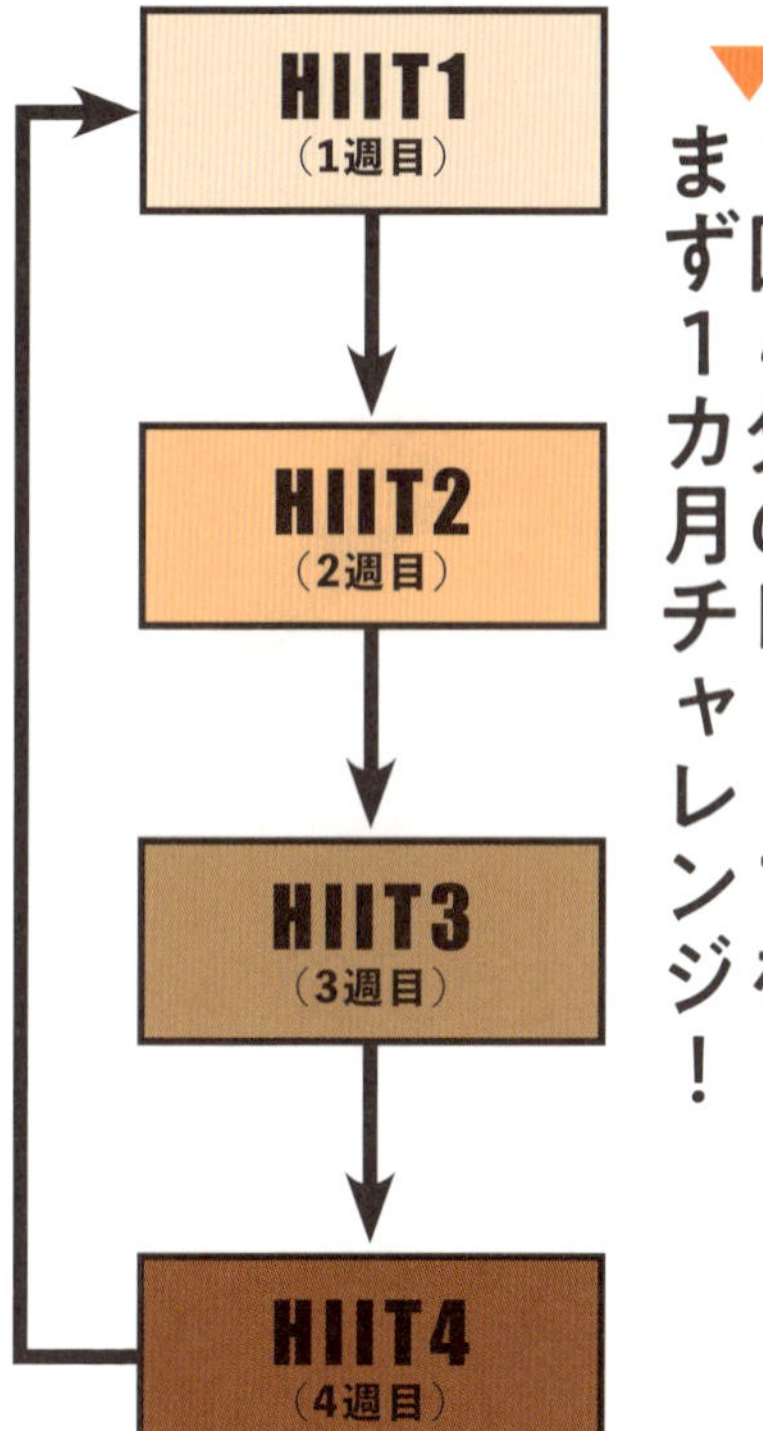

今回は1週間ごとの運動メニューを4週分（1カ月分）用意しました。まずはこの4週の運動メニューを1巡させましょう。今回紹介するティップネスのHIITは、1日4分(1回）から始めて、徐々に回数を増やしても構いませんが、負担を感じると続かなくなる原因になるので、無理せず、最長でも1日20分(5回）までにしておくのがよいでしょう。頻度はだいたい週に3、4回。連日行うことは避けましょう。

例：HIIT1

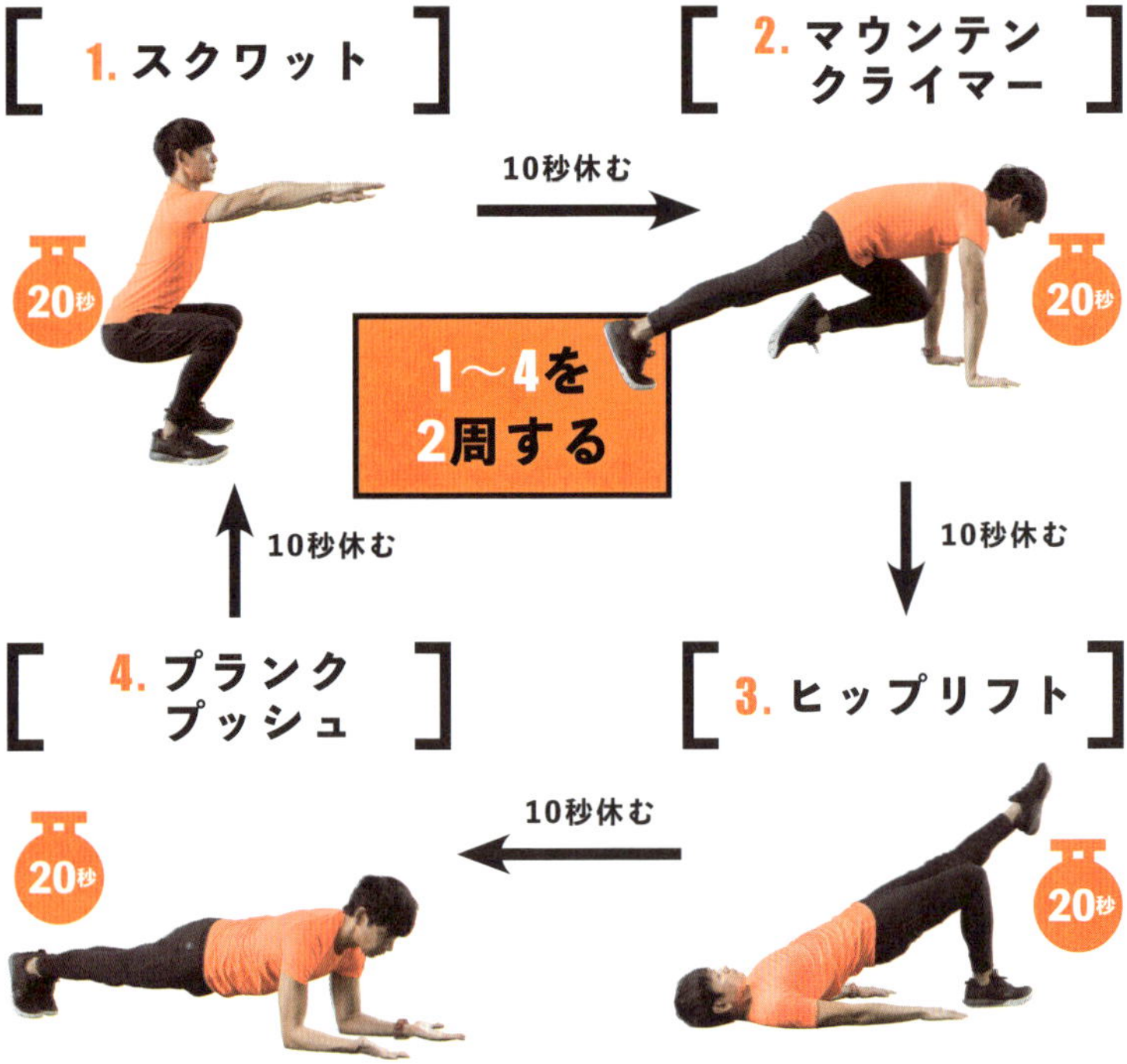

【1. スクワット】

20秒

10秒休む

【2. マウンテンクライマー】

20秒

10秒休む

【3. ヒップリフト】

20秒

10秒休む

【4. プランクプッシュ】

20秒

10秒休む

1〜4を2周する

1週間ごとに運動メニューを切り替えているのは、運動を飽きさせないこともありますが、実は筋肉も刺激に対して飽きが出てくるからです。運動効果アップのためにも、ローテーションは重要なのです。

4種類の運動でより筋肉を飽きさせない！

1回のセッションで行う運動は4種類の運動で構成されています。順にこなし、2周したら1回分のセッション終了。全身の筋肉と関節を動かし、まんべんなく負荷がかかるので、バランスのとれた体を手に入れることができます。

まずはとにかく1週目！

動画でCHECK!

1 スクワット

効く筋肉　脚（大腿筋）、尻（大臀筋）

20秒

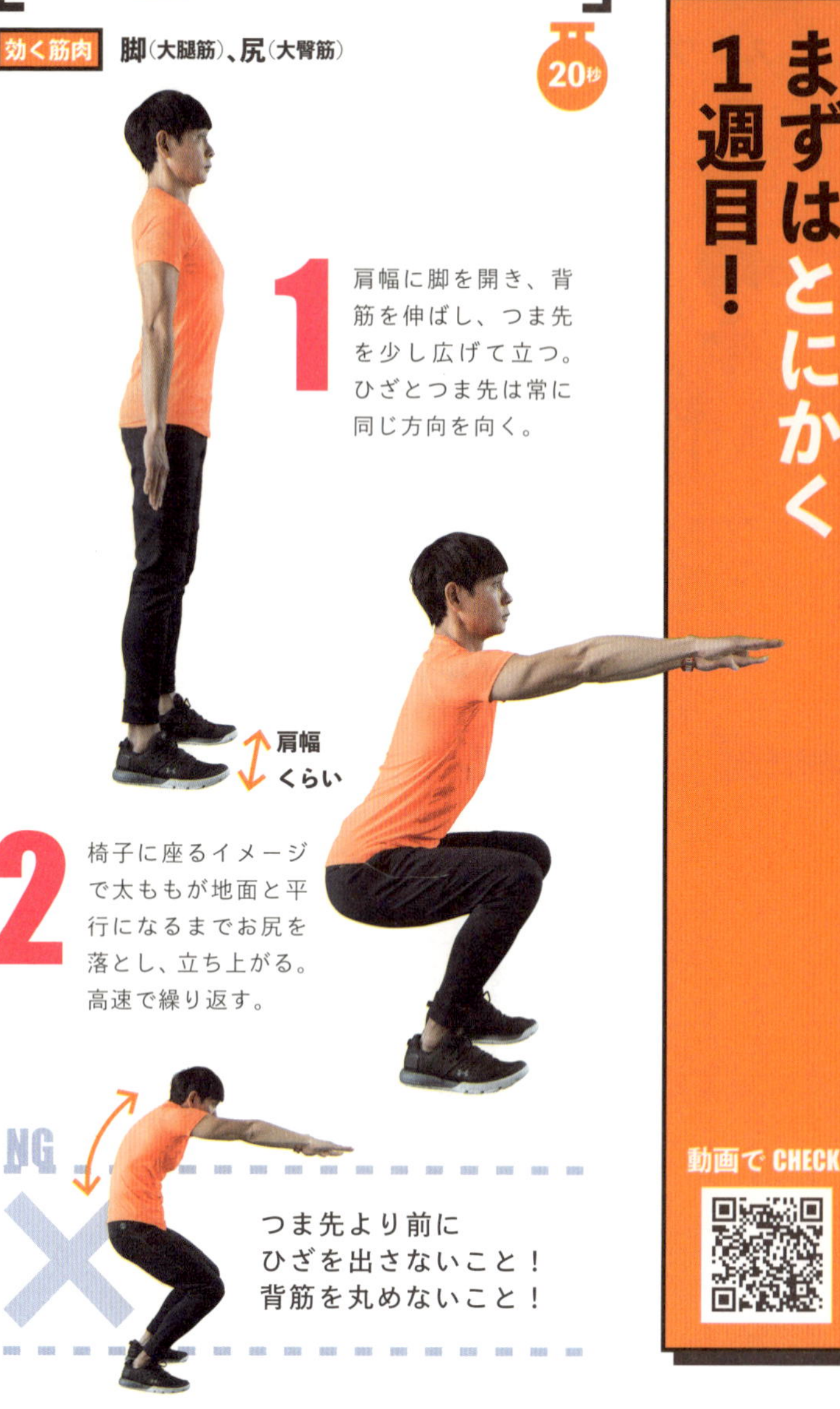

1 肩幅に脚を開き、背筋を伸ばし、つま先を少し広げて立つ。ひざとつま先は常に同じ方向を向く。

2 椅子に座るイメージで太ももが地面と平行になるまでお尻を落とし、立ち上がる。高速で繰り返す。

つま先より前にひざを出さないこと！
背筋を丸めないこと！

2 マウンテンクライマー

効く筋肉 腹（腹直筋、腹横筋）

20秒

1 床に手をつき、脚から頭まで一直線になるポジションを取る。体の中に一本の棒が通ったイメージ。

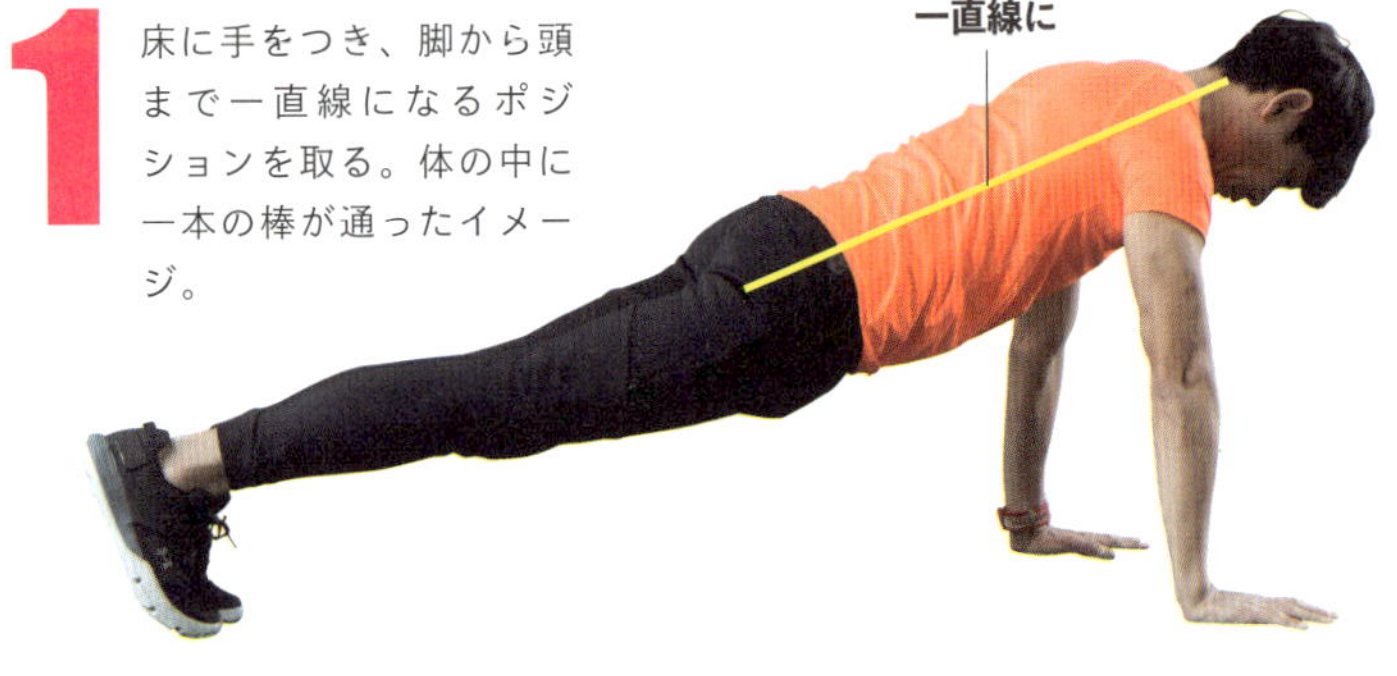

2 交互にひざをひじに近づける。パッパッと高速で入れ替え。ひざが地面につかないように！

NG

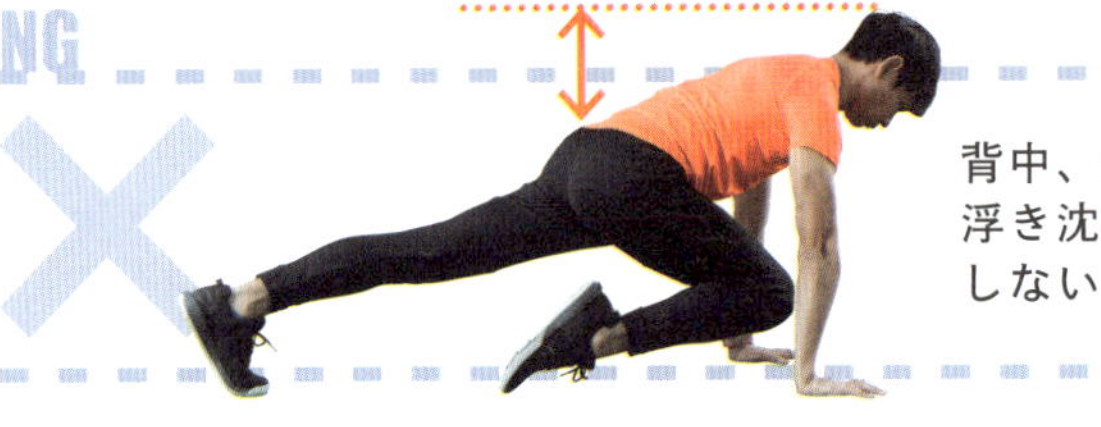

背中、お尻が浮き沈み（上下）しないこと！

3 ヒップリフト

効く筋肉 **背中**（脊柱起立筋）、**尻**（大臀筋）

20秒

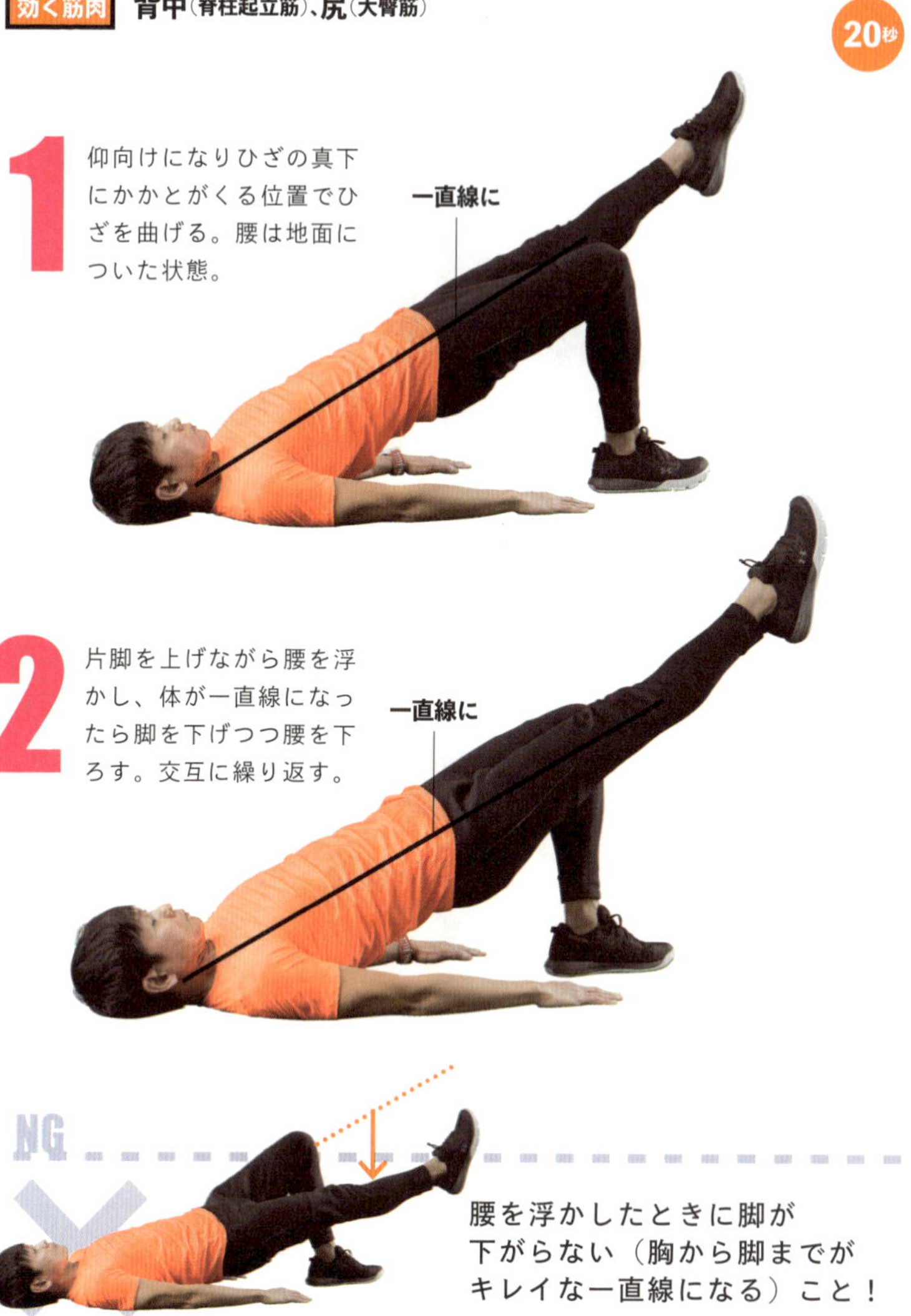

1 仰向けになりひざの真下にかかとがくる位置でひざを曲げる。腰は地面についた状態。

2 片脚を上げながら腰を浮かし、体が一直線になったら脚を下げつつ腰を下ろす。交互に繰り返す。

腰を浮かしたときに脚が下がらない（胸から脚までがキレイな一直線になる）こと！

4 プランクプッシュ

効く筋肉 胸（大胸筋）、肩（三角筋）、二の腕（上腕三頭筋）

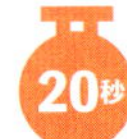
20秒

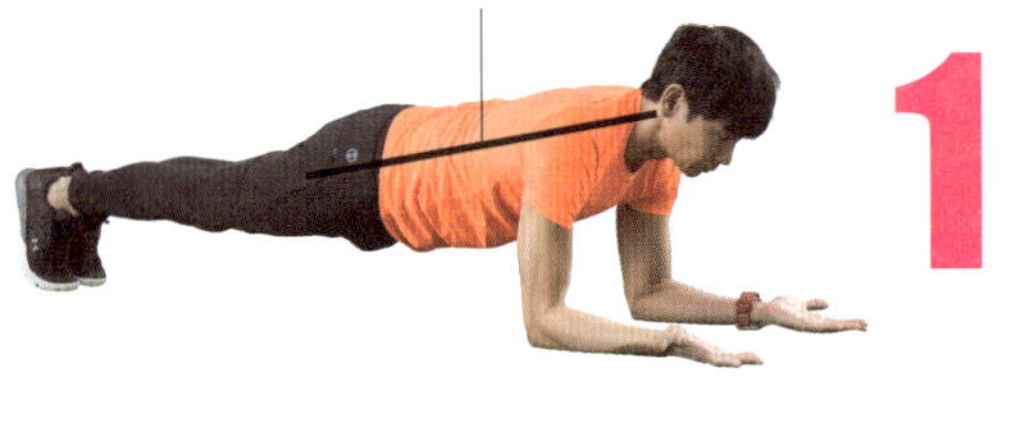
一直線に

1 うつ伏せになり、肩の真下にひじを置く。頭から脚まで一直線になるように。

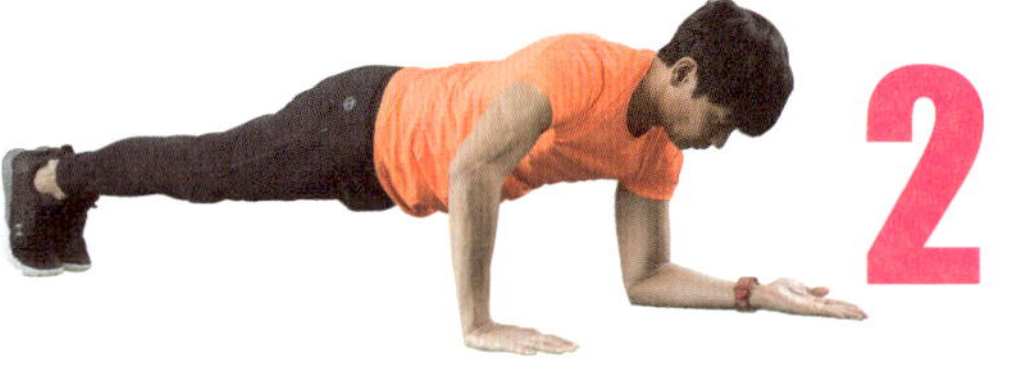

2 片手ずつ手のひらを床につける。

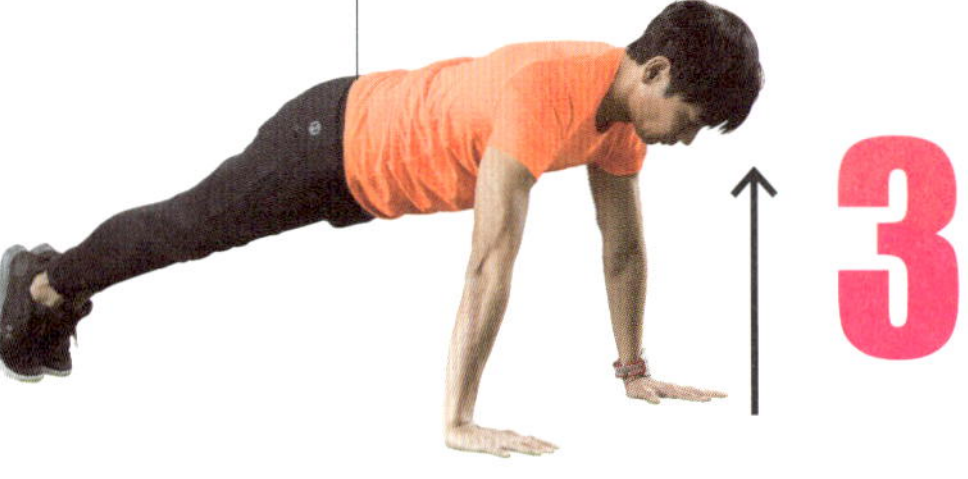
お尻・腰をしっかり上げる

3 両手がついたら腕と胸の力で上半身を持ち上げる。また、片ひじずつ床につけて、繰り返す。

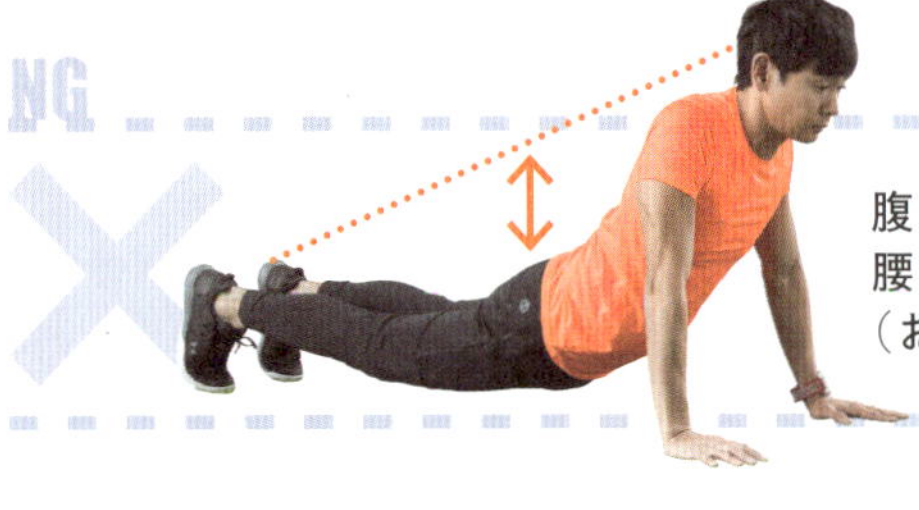
NG

腹筋を意識して
腰を上下させないこと！
（お尻が落ちないように！）

HIIT2

2週目もガンガン脂肪を燃やす！

動画でCHECK!

1 ワイドスクワット

効く筋肉 脚（大腿筋）、尻（大臀筋）

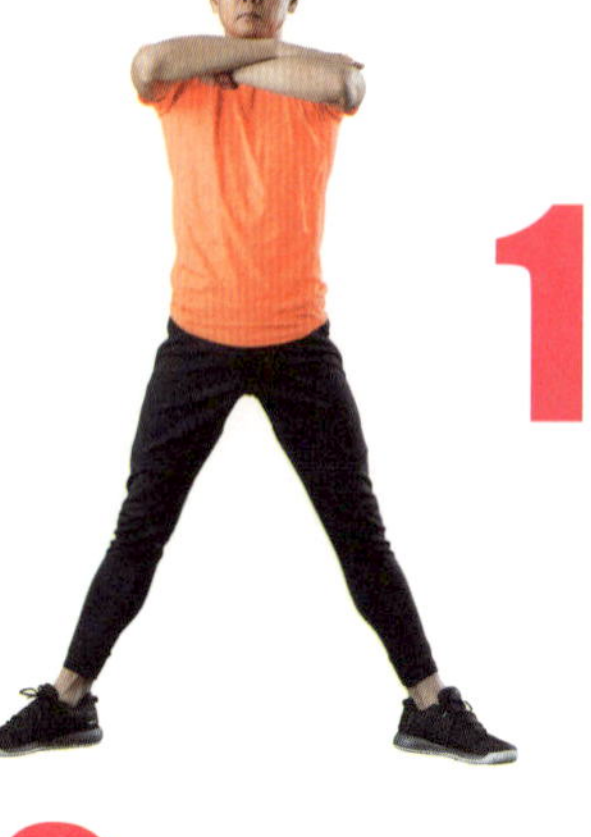

1 脚を大きく開いて立ち、つま先を斜めに広げて立つ。両手を組んで、バランスを取る。背筋を伸ばす。

2 太ももが地面と平行になるまでお尻を落とし、上半身の姿勢をまっすぐに維持して立ち上がる。

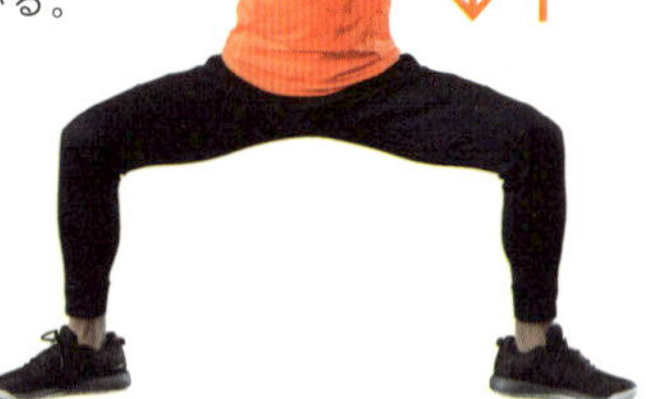

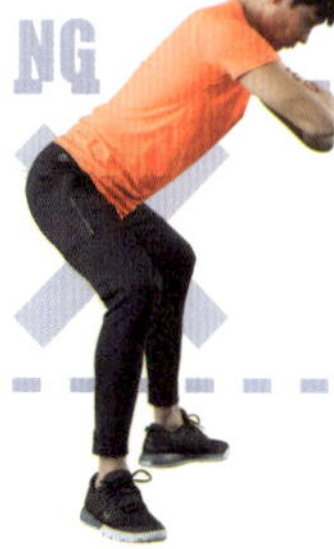

つま先より前にひざを出さない！　背筋を丸めない！ ひざとつま先は常に同じ方向に向ける！

2 プランクジャック

効く筋肉 腹（腹直筋、腹横筋）

20秒

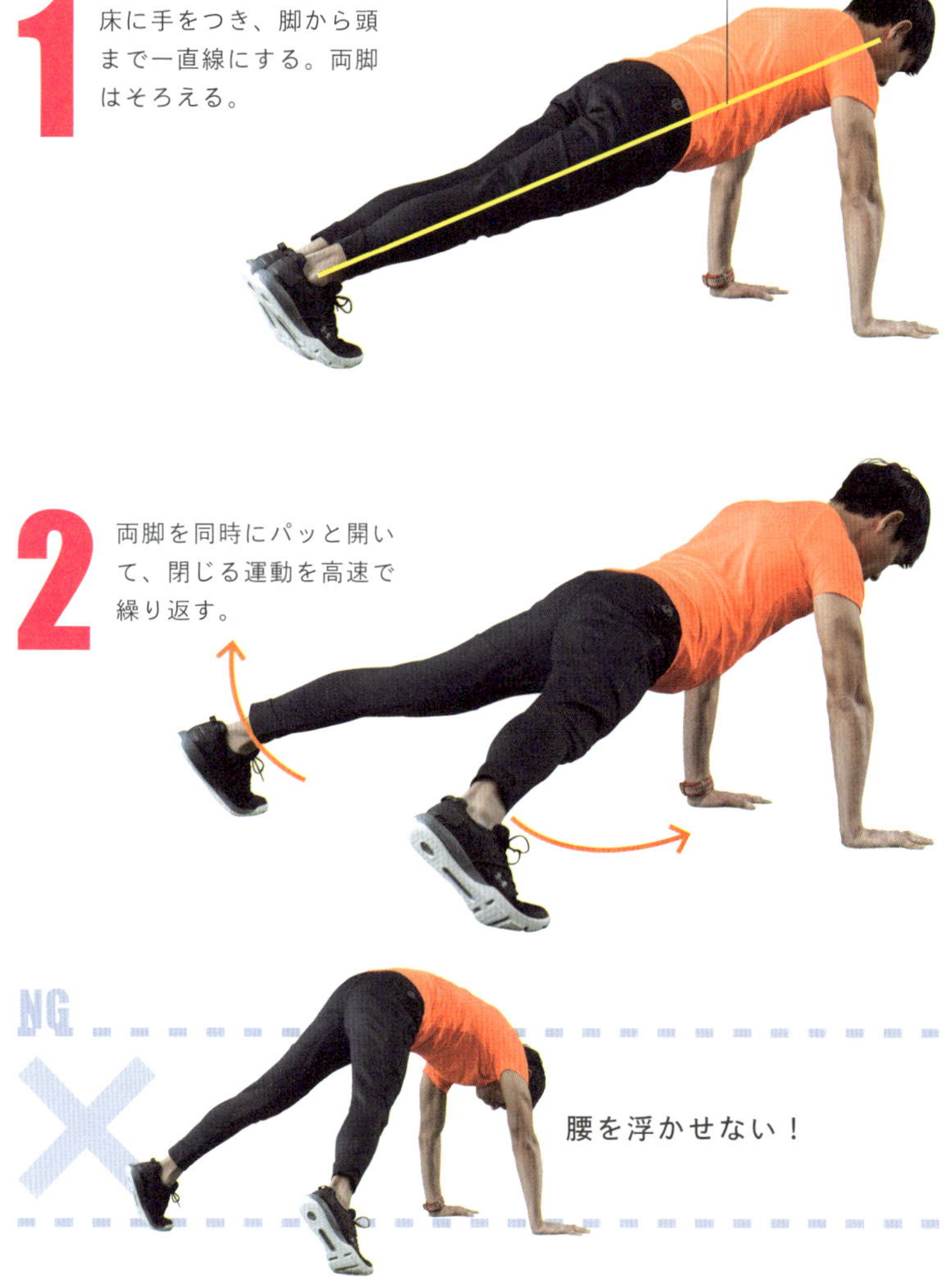

1 床に手をつき、脚から頭まで一直線にする。両脚はそろえる。

2 両脚を同時にパッと開いて、閉じる運動を高速で繰り返す。

腰を浮かせない！

3 バックエクステンション

効く筋肉 **背中**（広背筋、脊柱起立筋）

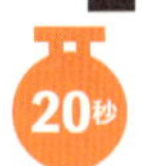
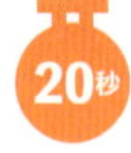

1 うつ伏せになり、アゴを軽く浮かせ、手の甲を天井に向けてお尻の横に置いておく。

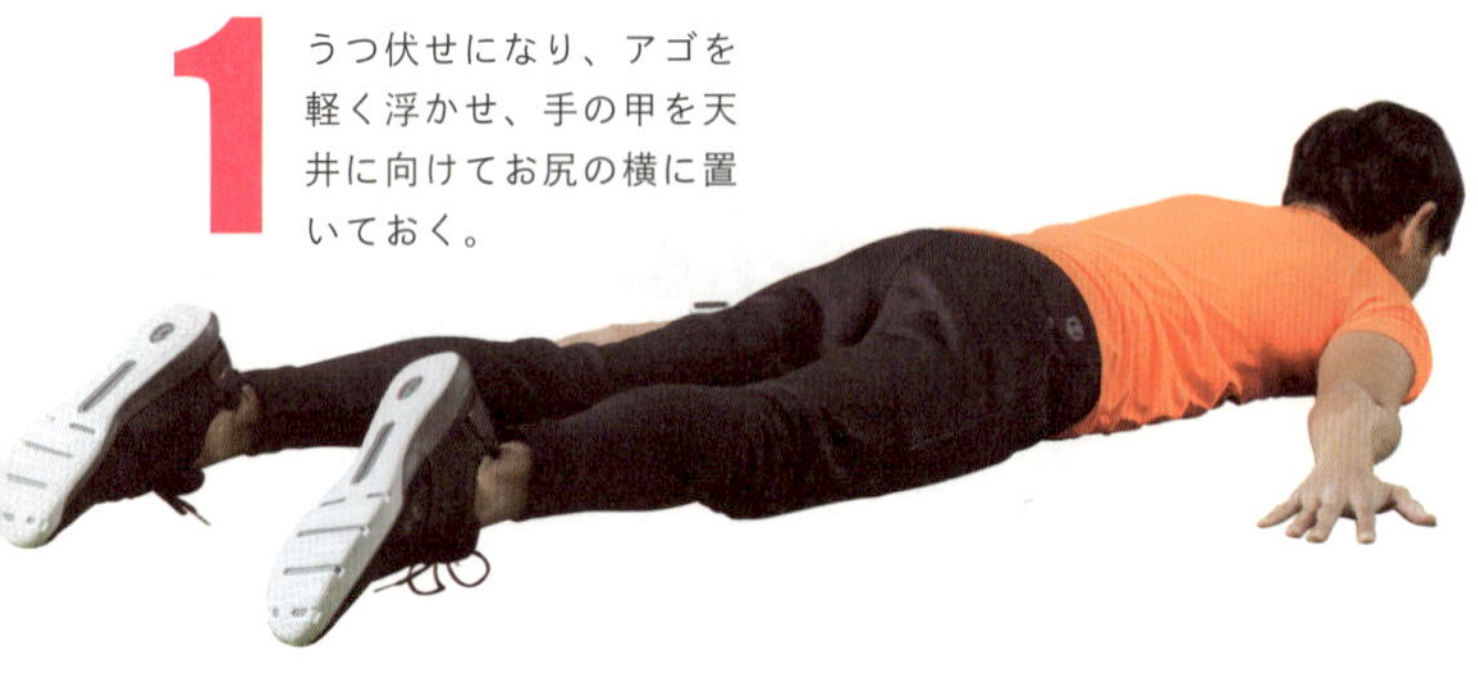

2 上半身と下半身を持ち上げ、下半身をできるだけ動かさないようにし、背中を意識して上半身をアップダウンさせる。

肩甲骨をグッと寄せる

POINT

肩甲骨を寄せて
背中に力を入れる！

4 ツイストジャンプ

効く筋肉 全身、腹（腹斜筋）

20秒

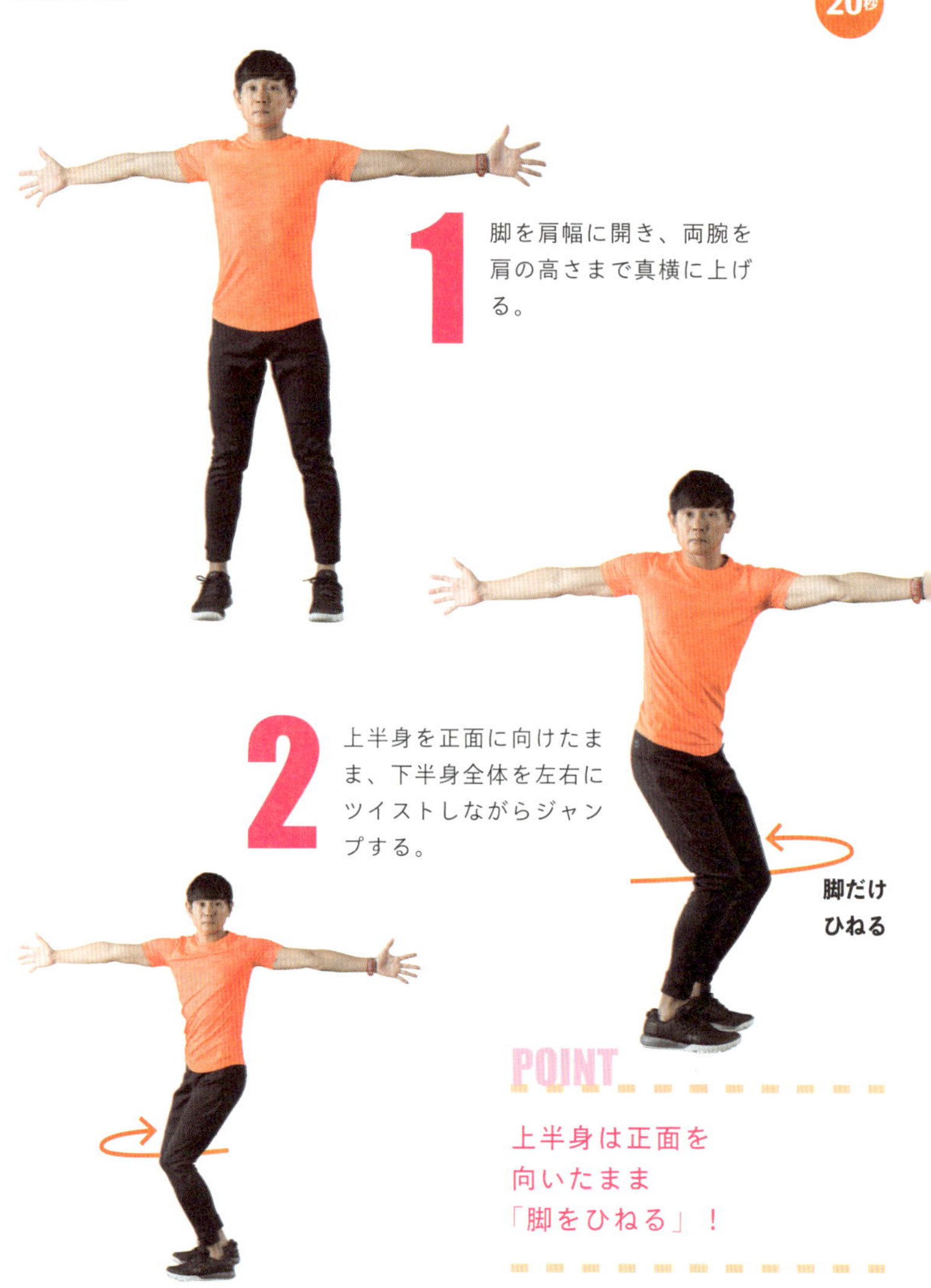

1 脚を肩幅に開き、両腕を肩の高さまで真横に上げる。

2 上半身を正面に向けたまま、下半身全体を左右にツイストしながらジャンプする。

POINT

上半身は正面を向いたまま「脚をひねる」！

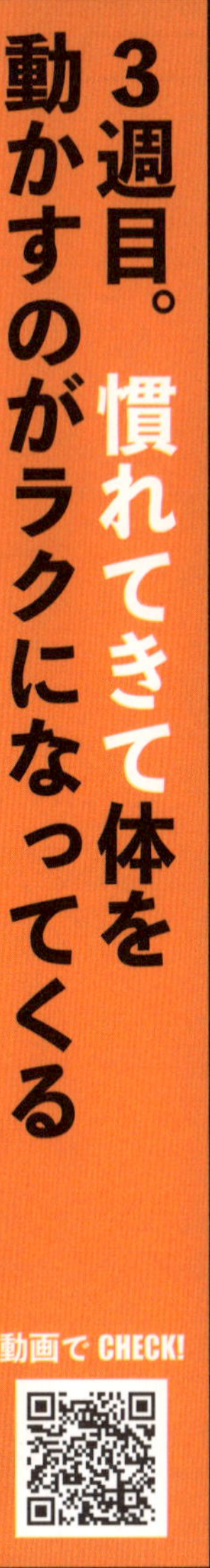
3週目。慣れてきて体を
動かすのがラクになってくる
動画でCHECK!

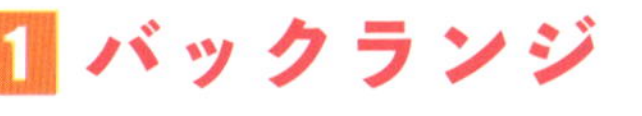
1 バックランジ

効く筋肉 脚（大腿筋）、尻（大臀筋）

20秒

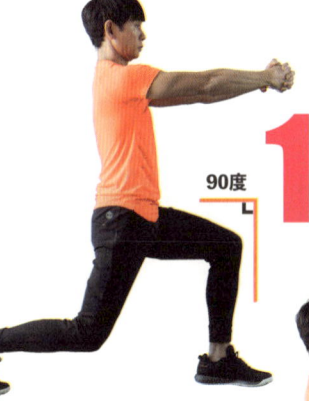

90度

1 片脚を一歩後ろに引き、前脚のひざの角度が90度になるまでお尻を落とす。

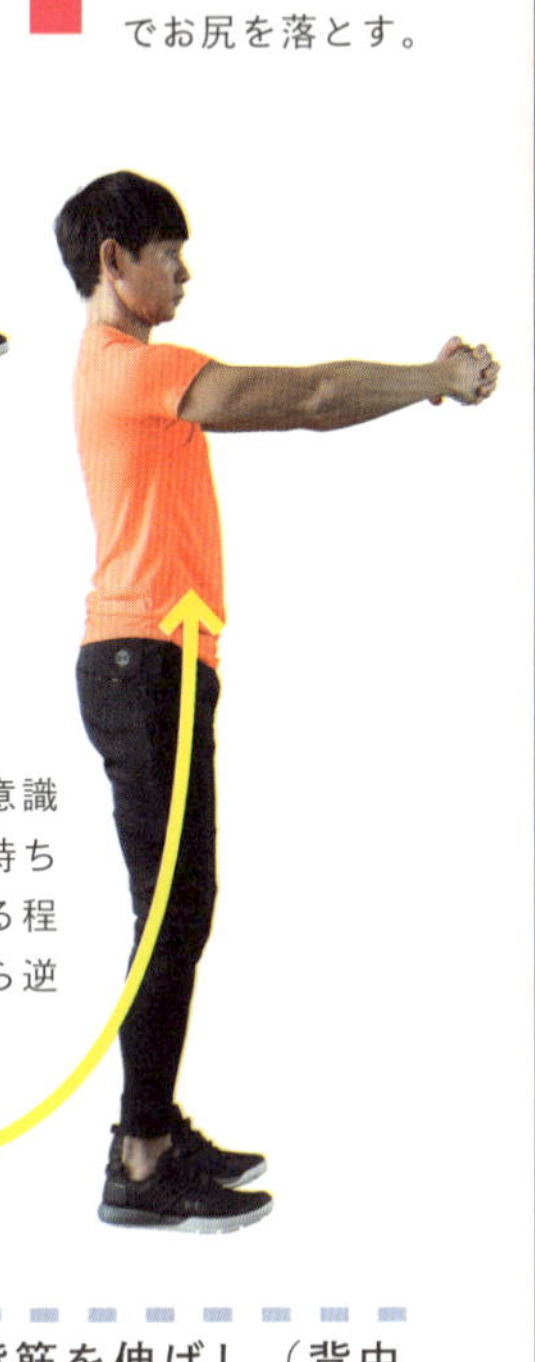

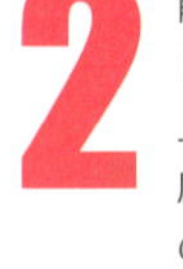

2 前脚側のお尻を意識しながら、体を持ち上げていく。ある程度立ち上がったら逆の脚に替える。

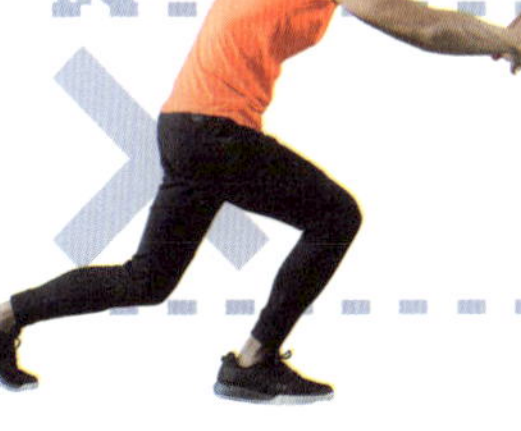
NG

背筋を伸ばし（背中を丸めず）、上体とひざをつま先より前に出さない！

2 サイドプランク

効く筋肉 **腹**（腹斜筋、腹横筋）

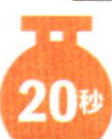

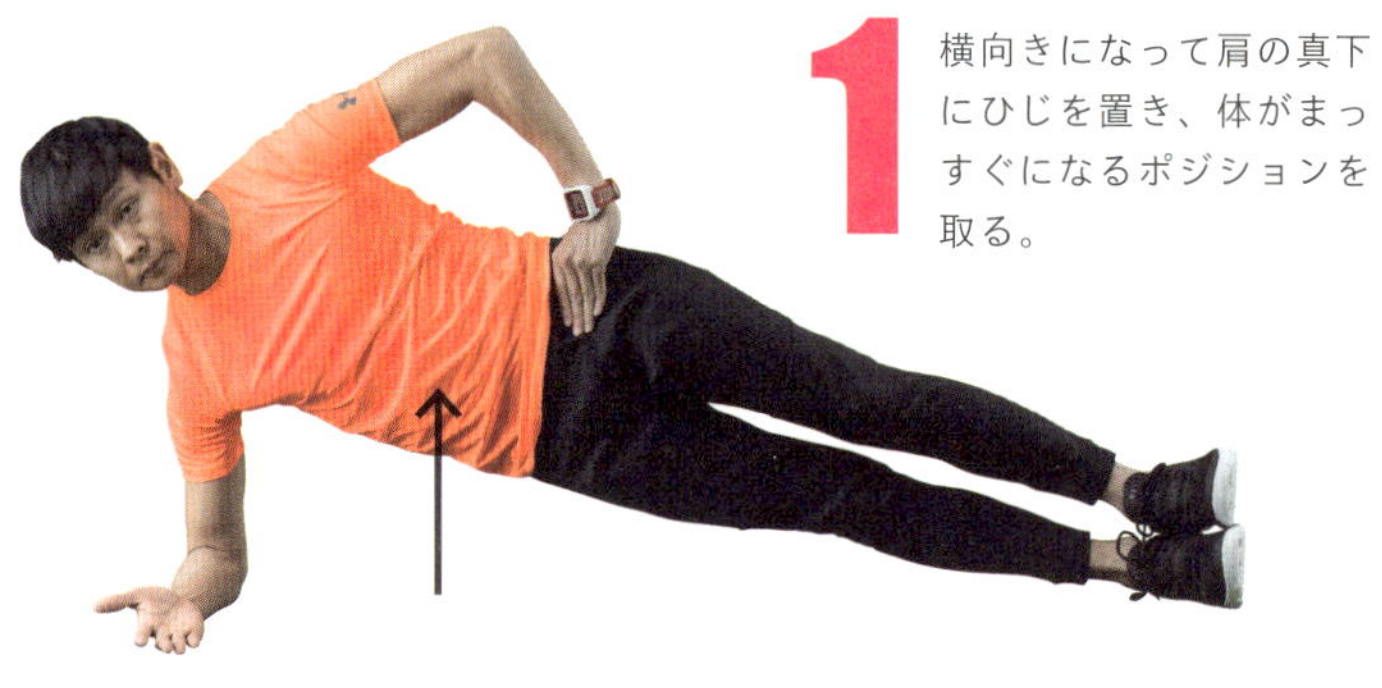

1 横向きになって肩の真下にひじを置き、体がまっすぐになるポジションを取る。

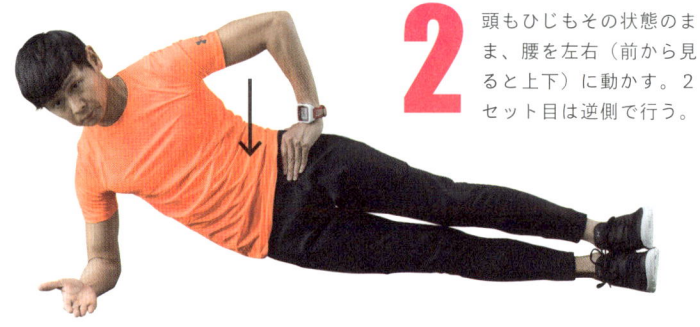

2 頭もひじもその状態のまま、腰を左右（前から見ると上下）に動かす。2セット目は逆側で行う。

NG

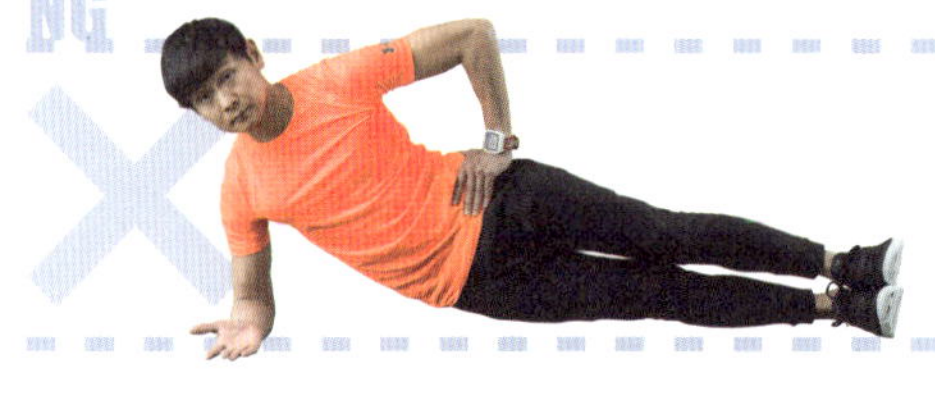

体は常に正面を向いた状態で！腰を落とさない！

3 スーパーマンクロール

効く筋肉 尻（大臀筋）、背中（脊柱起立筋、僧帽筋）

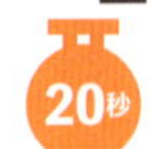

1 両手をまっすぐ上にあげた状態でうつ伏せになり、両手脚とも床から少し浮かせる。

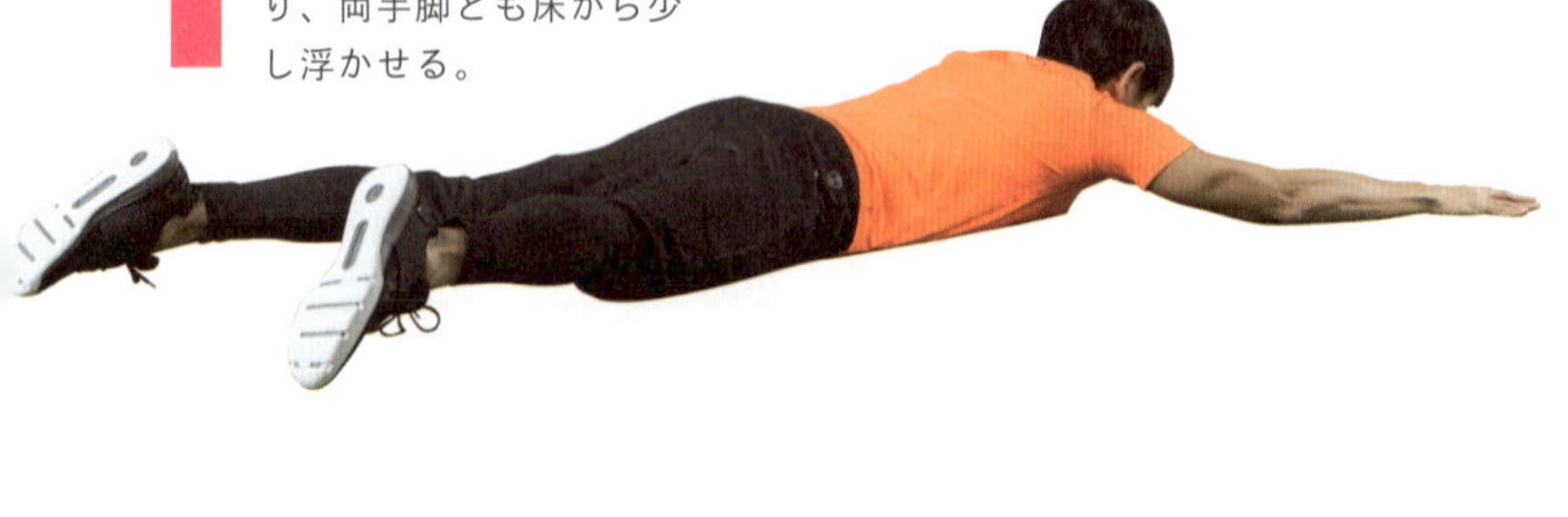

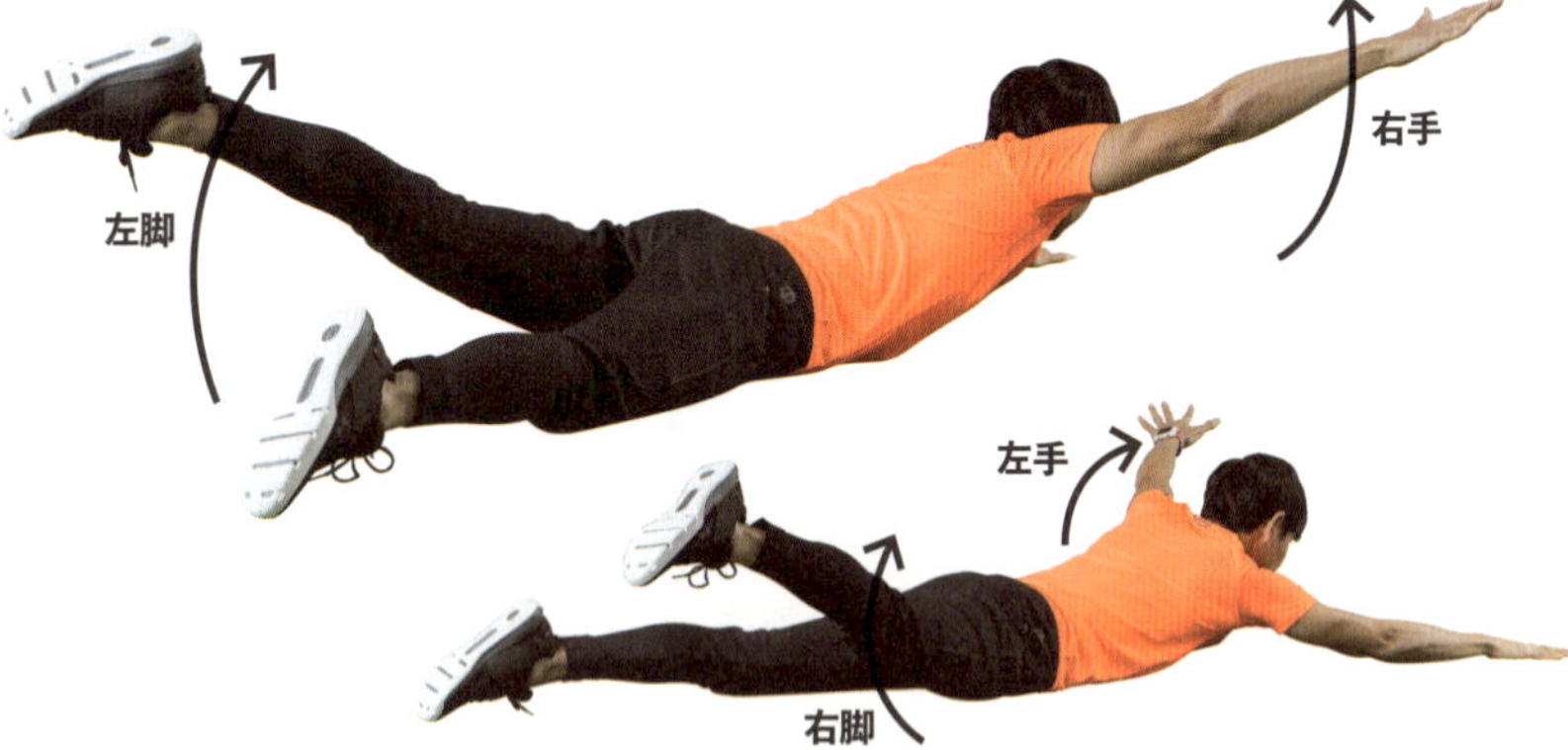

2 対角線上にある手と脚をセットにして、天井方向に、交互にすばやく上げる。

NG

手足を床につけないこと！

4 バーピー

効く筋肉 全身

20秒

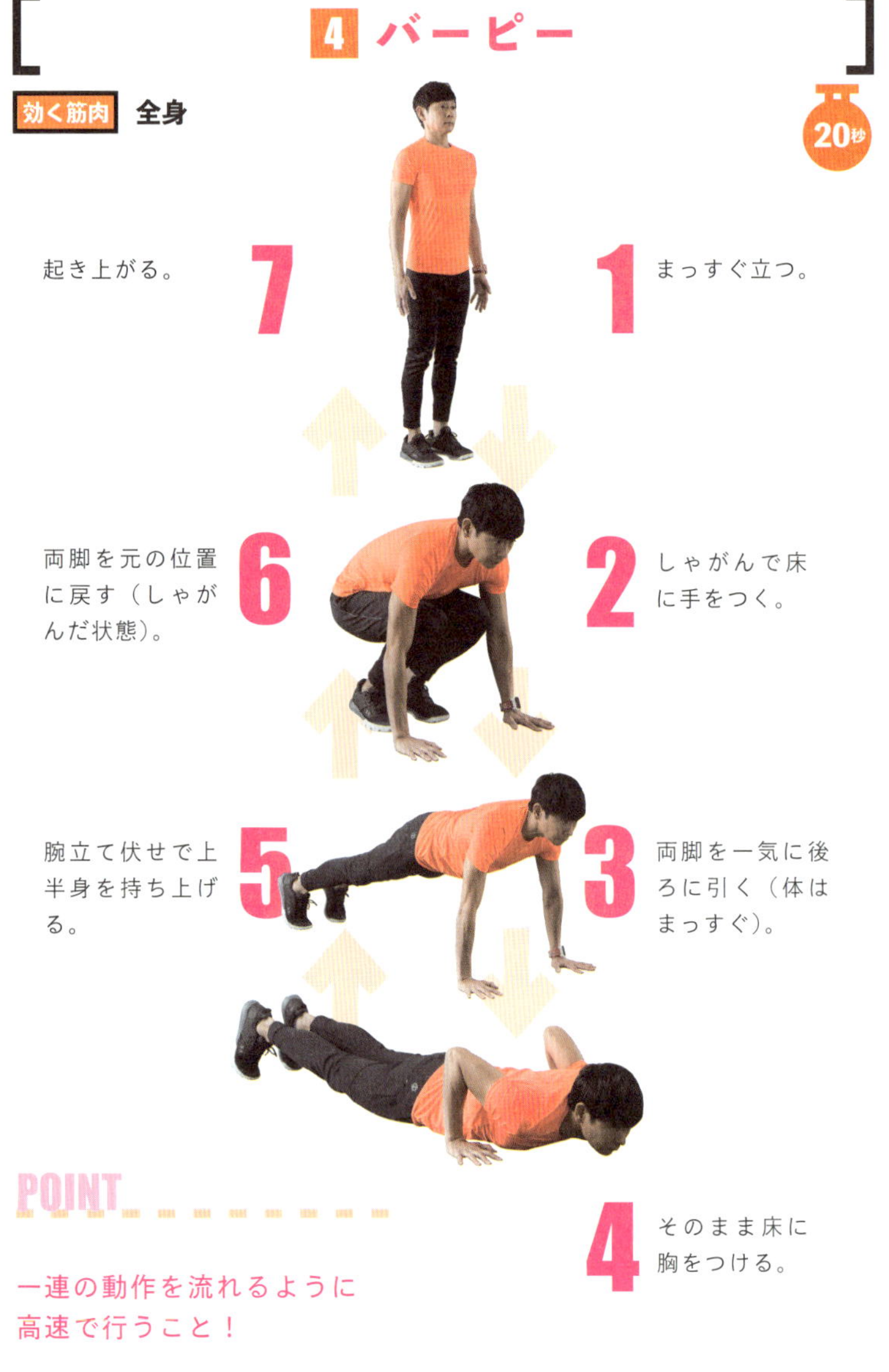

1 まっすぐ立つ。

2 しゃがんで床に手をつく。

3 両脚を一気に後ろに引く（体はまっすぐ）。

4 そのまま床に胸をつける。

5 腕立て伏せで上半身を持ち上げる。

6 両脚を元の位置に戻す（しゃがんだ状態）。

7 起き上がる。

POINT

一連の動作を流れるように高速で行うこと！

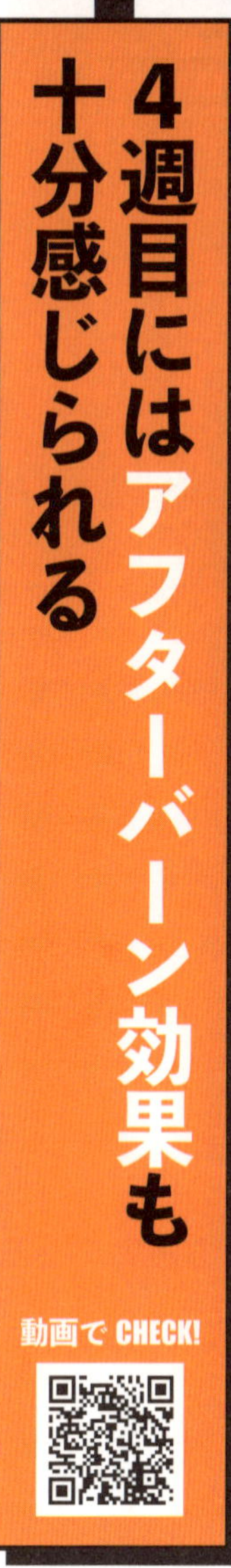

HIIT4

4週目にはアフターバーン効果も十分感じられる

動画でCHECK!

1 スケータージャンプ

効く筋肉 脚（大腿筋）、尻（大臀筋）

20秒

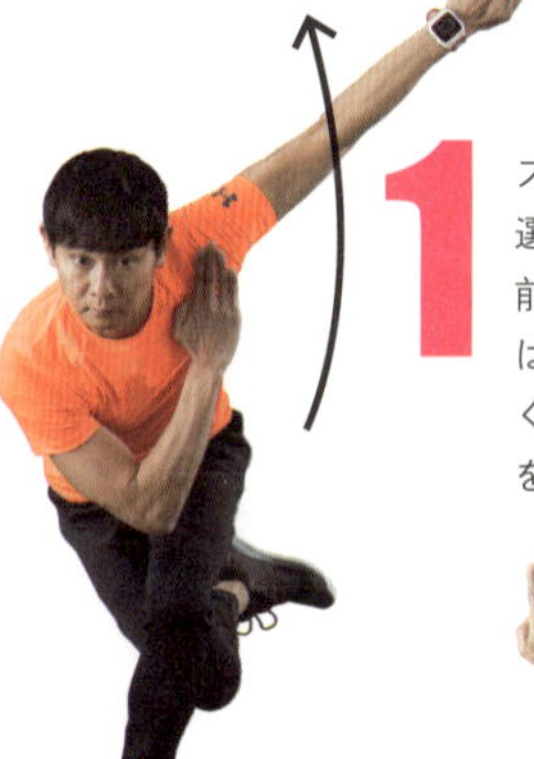

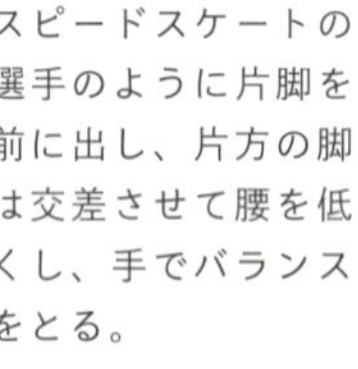

1 スピードスケートの選手のように片脚を前に出し、片方の脚は交差させて腰を低くし、手でバランスをとる。

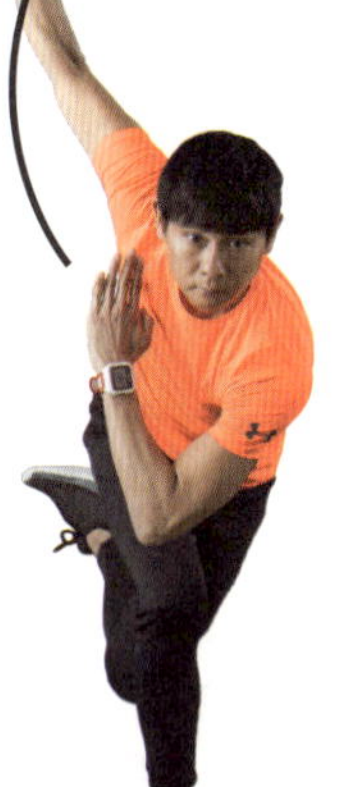

2 突き出した脚で床を強く押し、横にジャンプ。片脚で着地し、再度お尻を落とした姿勢をとる。

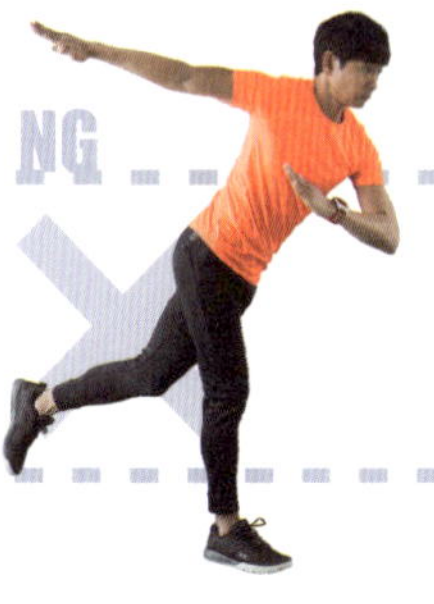

NG

突き出した脚のつま先とひざが外側を向かない！

2 ニートゥチェスト

20秒

効く筋肉 腹（腹直筋）

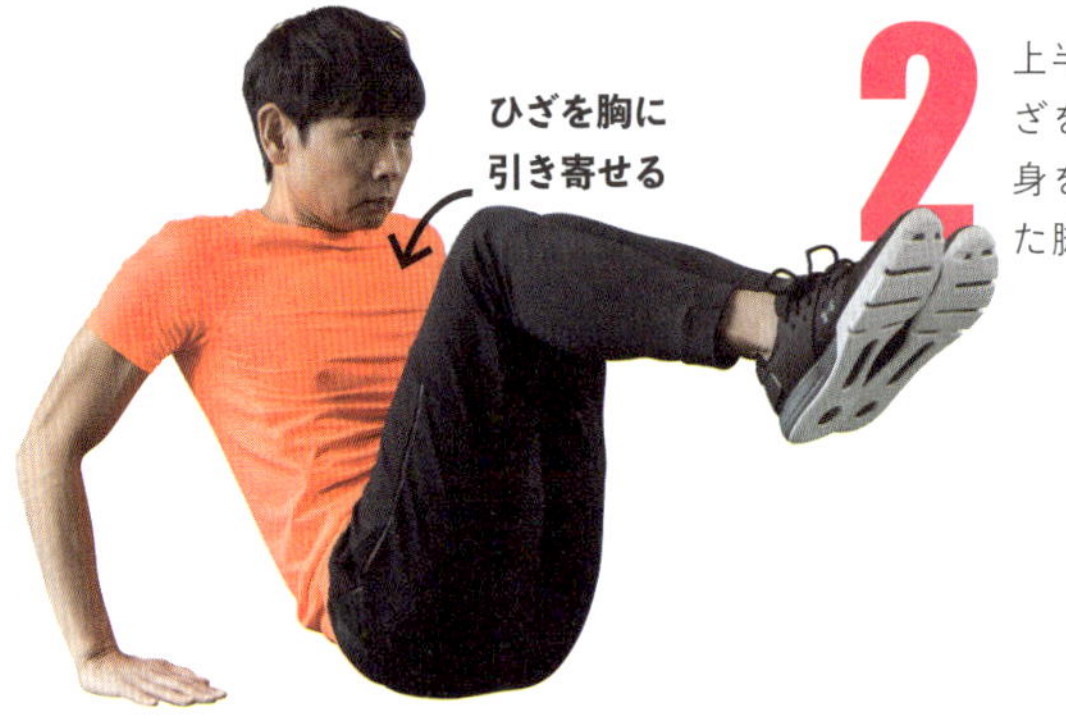

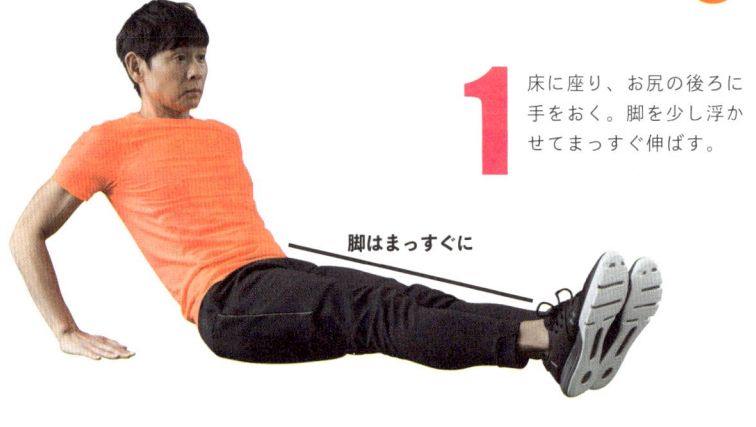

1 床に座り、お尻の後ろに手をおく。脚を少し浮かせてまっすぐ伸ばす。

2 上半身を起こしつつ、ひざを胸に近づける。上半身を後ろに倒しつつ、また脚を伸ばす。

POINT

太ももが床と
垂直になるまで
ひざを持ち上げること！

3 ジャンピングジャック

効く筋肉 脚（大腿筋）、尻（大臀筋）

20秒

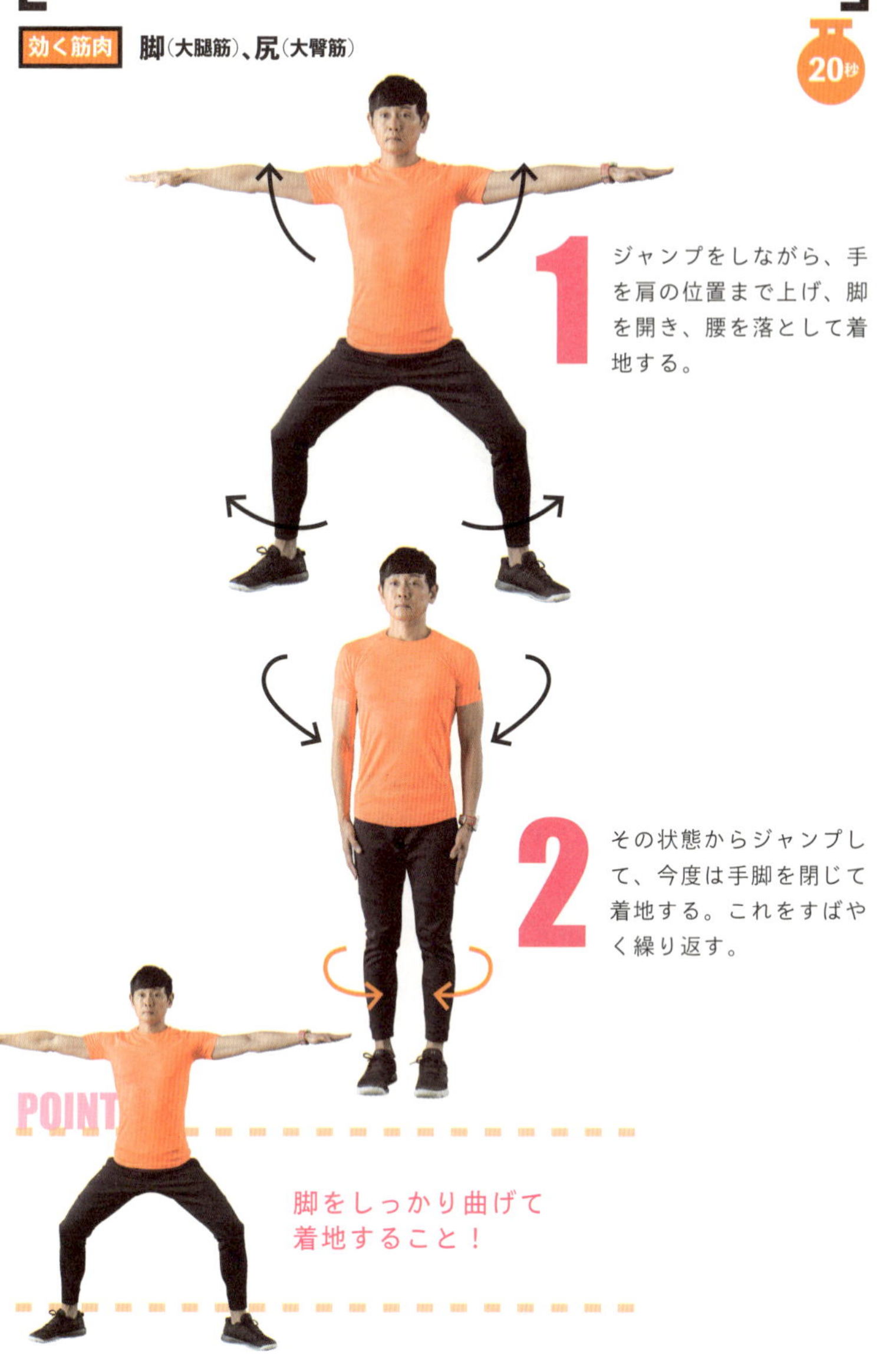

1 ジャンプをしながら、手を肩の位置まで上げ、脚を開き、腰を落として着地する。

2 その状態からジャンプして、今度は手脚を閉じて着地する。これをすばやく繰り返す。

POINT

脚をしっかり曲げて着地すること！

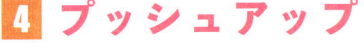

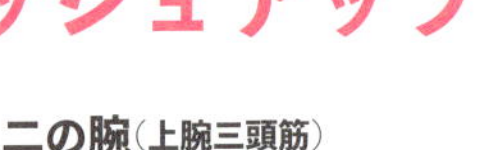

4 プッシュアップ

効く筋肉 **胸**（大胸筋）、**肩**（三角筋）、**二の腕**（上腕三頭筋）

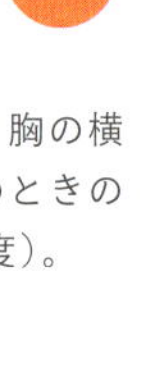

1 うつ伏せになり、胸の横に手をつく（このときのひじの角度は90度）。

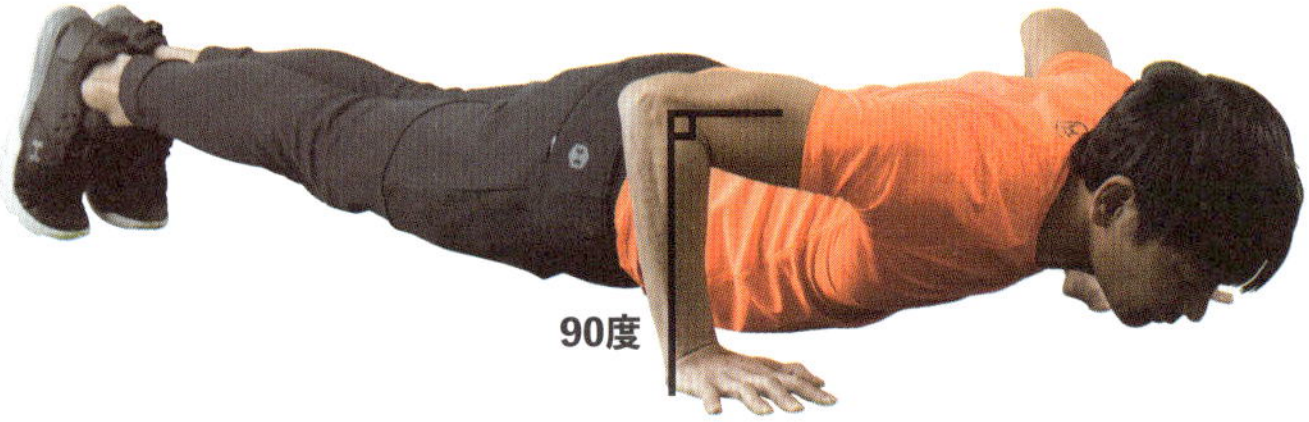

90度

2 体をまっすぐにしたまま、胸の筋肉を意識して体を上下させる。

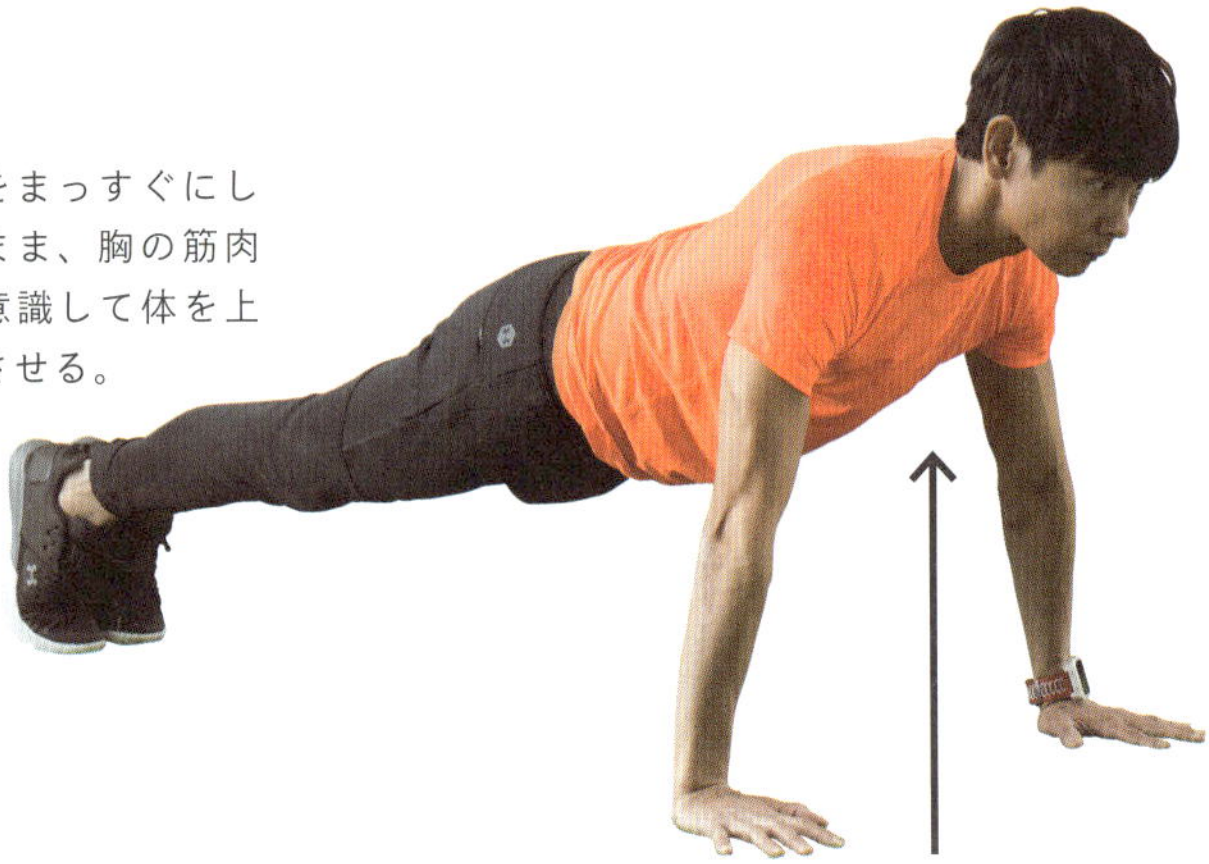

NG

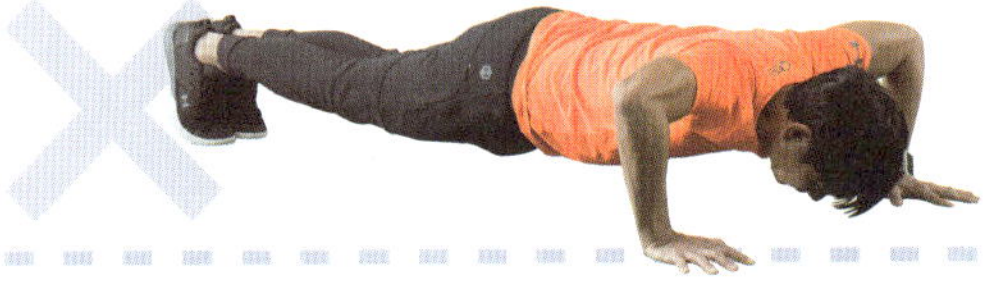

脚から頭まで
一直線にすること！
ひじの位置を肩より
前に出さない！

＋α

より効果を得たいならジムでHIITを！

1 ローイング

効く筋肉 脚（大腿筋）、背中（広背筋、僧帽筋）

20秒

1 ひざを曲げてバーを握る。

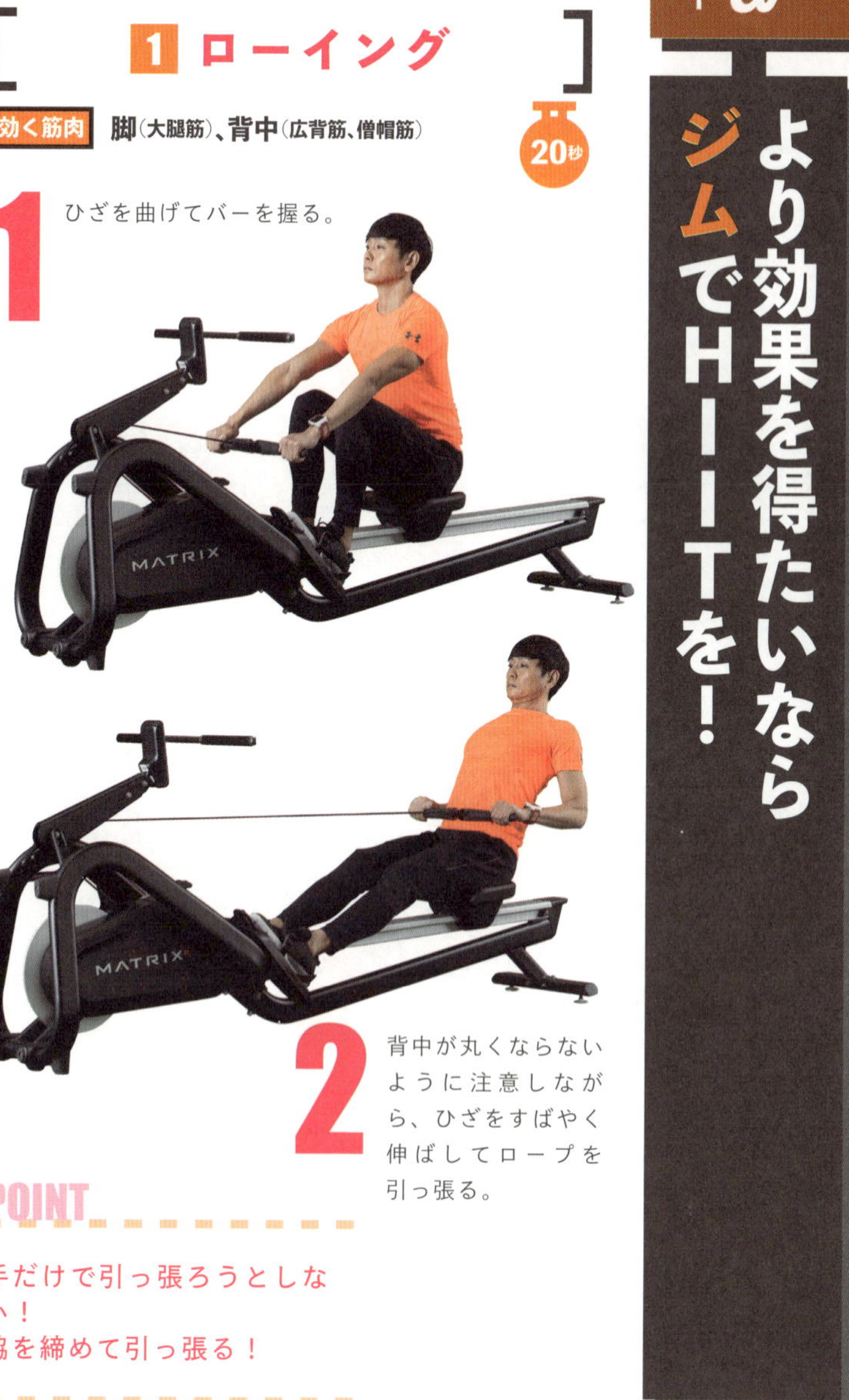

2 背中が丸くならないように注意しながら、ひざをすばやく伸ばしてロープを引っ張る。

POINT

手だけで引っ張ろうとしない！
脇を締めて引っ張る！

2 バトルロープ

効く筋肉 全身

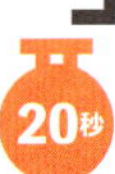

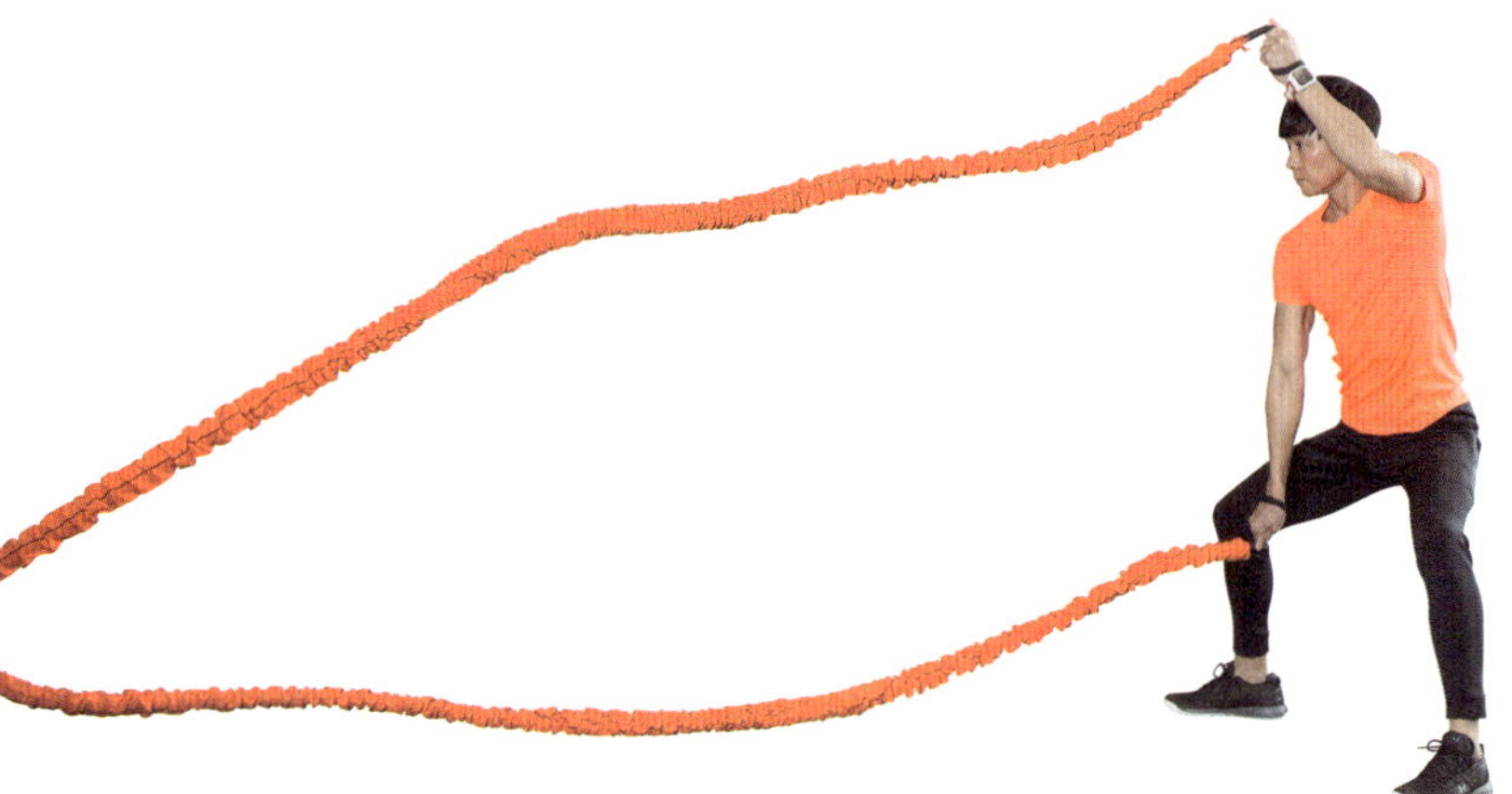

1 ２本のロープを左右交互にすばやくアップダウンさせる。

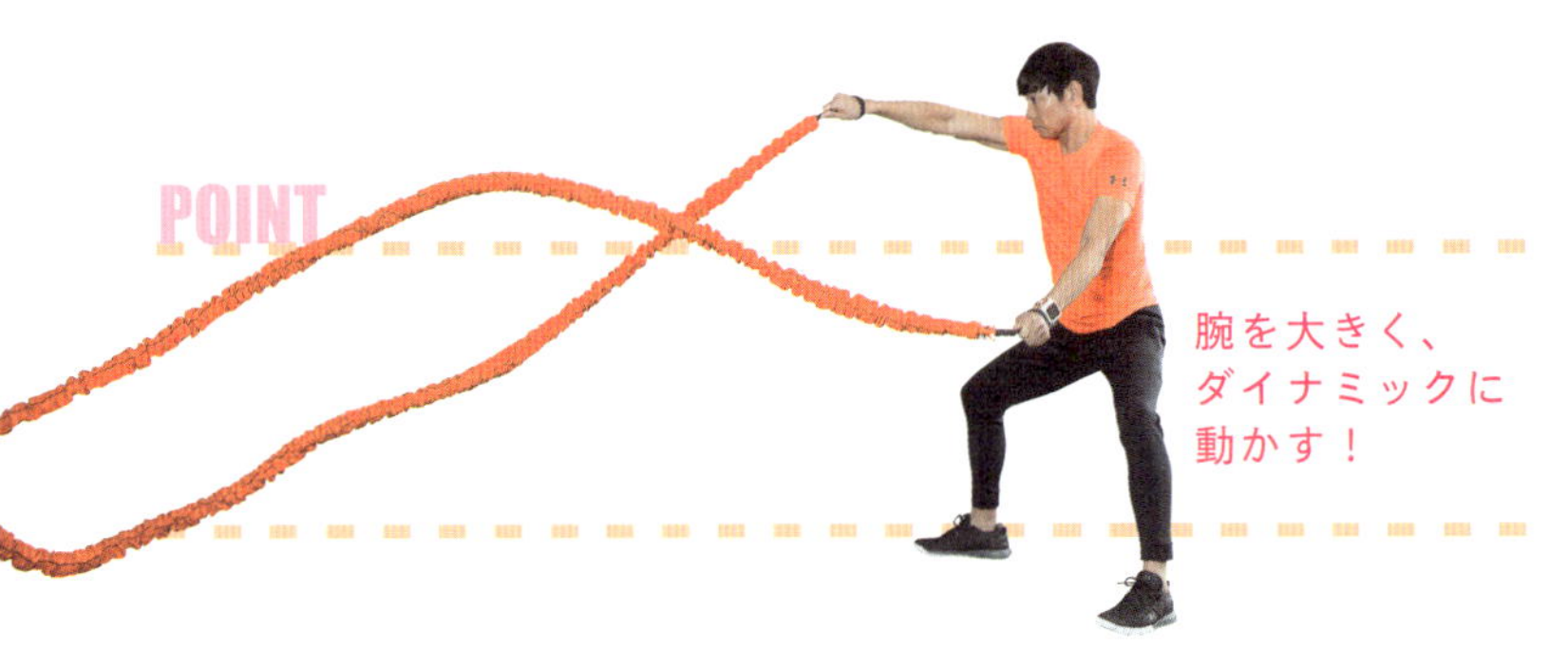

POINT

腕を大きく、ダイナミックに動かす！

体験記

の効果があるのでしょうか？「お腹まわりが気になる……」ろ痩せたい」などの悩みを持つ運動習慣のない30～40代のしてもらいました。期間は、2カ月ほど。
内臓脂肪レベル（注１）・**筋肉量**（注2）です。
たか、見てみましょう。

データの見方

本データはティップネスで使用する「Dr.フィットネス」（体組成分析カルテ）で計測しました。

身長 174.0cm

	After		Before
体重	69.5kg	5.5kg減	74.9kg
体脂肪率	18.3%	5.7%減	24.0%
内臓脂肪レベル	7.51	正常値に	10.01
筋肉量	53.8kg		53.8kg

体内に蓄積された脂肪量。過剰に蓄積された状態を「肥満」と呼ぶ。「体脂肪量（kg）÷体重（kg）×100」で「体脂肪率」がわかる。

筋肉の内側、内臓の周りについた脂肪を「内臓脂肪」と呼ぶ。

（注1）内臓脂肪レベルは、おへその高さの腹部断面で測定しています。レベル10が「内臓脂肪型肥満」の境界で、それ以上の数値は要注意です。

（注2）筋肉量は除脂肪体重（筋肉、臓器、水分の総和）として測定しています。

やってみました！ HIIT

ここまで紹介してきたHIIT。実際にやってみると、どのくら
「健康診断で内臓脂肪を注意された……」「さすがにそろ
男性５名に、週３回前後のHIITを体験
計測したデータは、・身長・体重・体脂肪率
どのような結果にな

CHECK! あなたの体型はいまどうなっていますか？

●スタイルポジション

外見から体 型を判断するBMIと、内側から体重に占める体脂肪率の2つの軸からスタイルを分析します。

体脂肪率（%）	BMI 低〜18.5	18.5〜25.0	25.0〜高
多（男30 女35以上）	かくれ肥満		肥満
男25 女30〜男30 女35	かくれ肥満	境界型肥満	肥満
男20 女28〜男25 女30	かくれ肥満	脂肪過多	肥満
男10 女18〜男20 女28	低体重	適正（理想）	過体重
少〜男10 女18	低体重低脂肪	適正体重低脂肪（筋肉質）	過体重低脂肪

BMI（体重：kg／身長の2乗：m^2）

●内臓脂肪レベルの判断基準

※対象年齢18〜99歳

レベル		判定の捉え方
9.5以下	標準	内臓脂肪蓄積のリスクは低いです。これからもバランスよい食事や、適度な運動を維持しましょう。
10.0〜14.5	やや過剰	適度な運動を心がけ、カロリー制限を行い、標準レベルを目指しましょう。
15.0以上	過剰	積極的な運動や食事制限による減量が必要です。医学的な診断については医師にご相談ください。

やってみました！

HIIT体験記 1

「キツい→慣れる→楽しくなる」で見事5キロの減量に成功！

棚田亮介さん（42歳・調理師）

運動習慣がまったくない棚田さんは体力低下と慢性的な腰痛が悩みでした。HIITは1日おきに毎晩8時に実施。「最初は息が続かず本当にキツかった」とのことですが、「4分がんばればいい」ということが励みになり続けられたそうです。その結果、2カ月の試行でなんと5キロの減量に成功！　しかも、筋肉量はそのままで、脂肪だけを燃焼。腰痛もかなり改善したとのこと。

After　Before

HIITをやってみた感想
キツい！
でも4分なら何とかなる！

身長 174.0cm

	After		Before
体重	69.5kg	5.5kg 減	74.9kg
体脂肪率	18.3%	5.7% 減	24.0%
内臓脂肪レベル	7.51	正常値に	10.01
筋肉量	53.8kg		53.8kg

読者へひとこと　効果が出始めるとどんどん楽しくなります！

やってみました！

HIIT体験記 2

脂肪と筋肉が2キロ分も入れ替わり！ 憧れだった「割れた腹筋」を実現！

稲本大志（いなもとひろし）さん（仮名）（38歳・プログラマー）

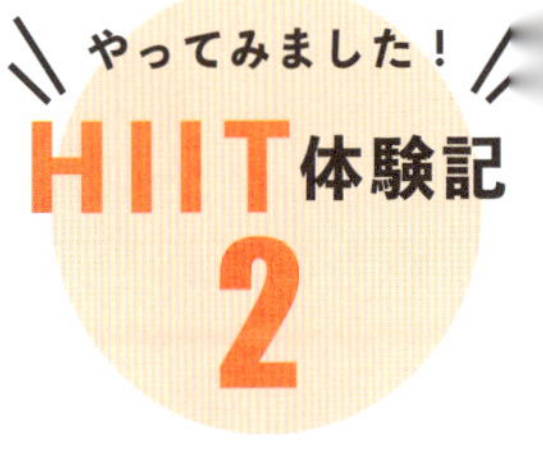

After

Before

HIITをやってみた感想

あまり苦労せず結果が出たので続けたい！

身長 177.0cm

腹筋が割れた!!

たるんでいたのに…

	After		Before
体重	73.4kg		73.7kg
体脂肪率	13.8%	2.8%減	16.6%
内臓脂肪レベル	4.65		5.16
筋肉量	59.8kg	筋肉量アップ	57.9kg

読者へひとこと　理想体型のイメージを持っておくといいかも！

脂肪減少と筋肉増加が同時に起きるHIITの特徴を実証したのがプログラマーの稲本さん。1カ月半、週に2回のHIIT（プラス軽めの運動）を続け、脂肪2キロ減、筋肉量2キロ増という結果に。「運動時に腹筋をかなり意識していたのと、運動後に炭水化物をとっていたのがよかったのかも」と分析。「今後は筋肉アップのメニューを中心に続けたい」と意気込みます。

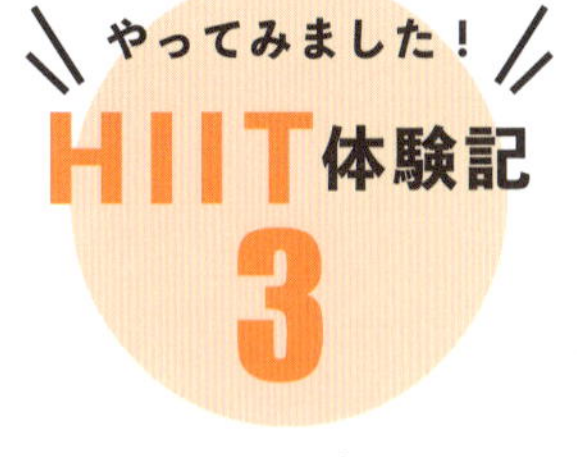

会社でもHIITを続けて、3キロのダイエットに成功！

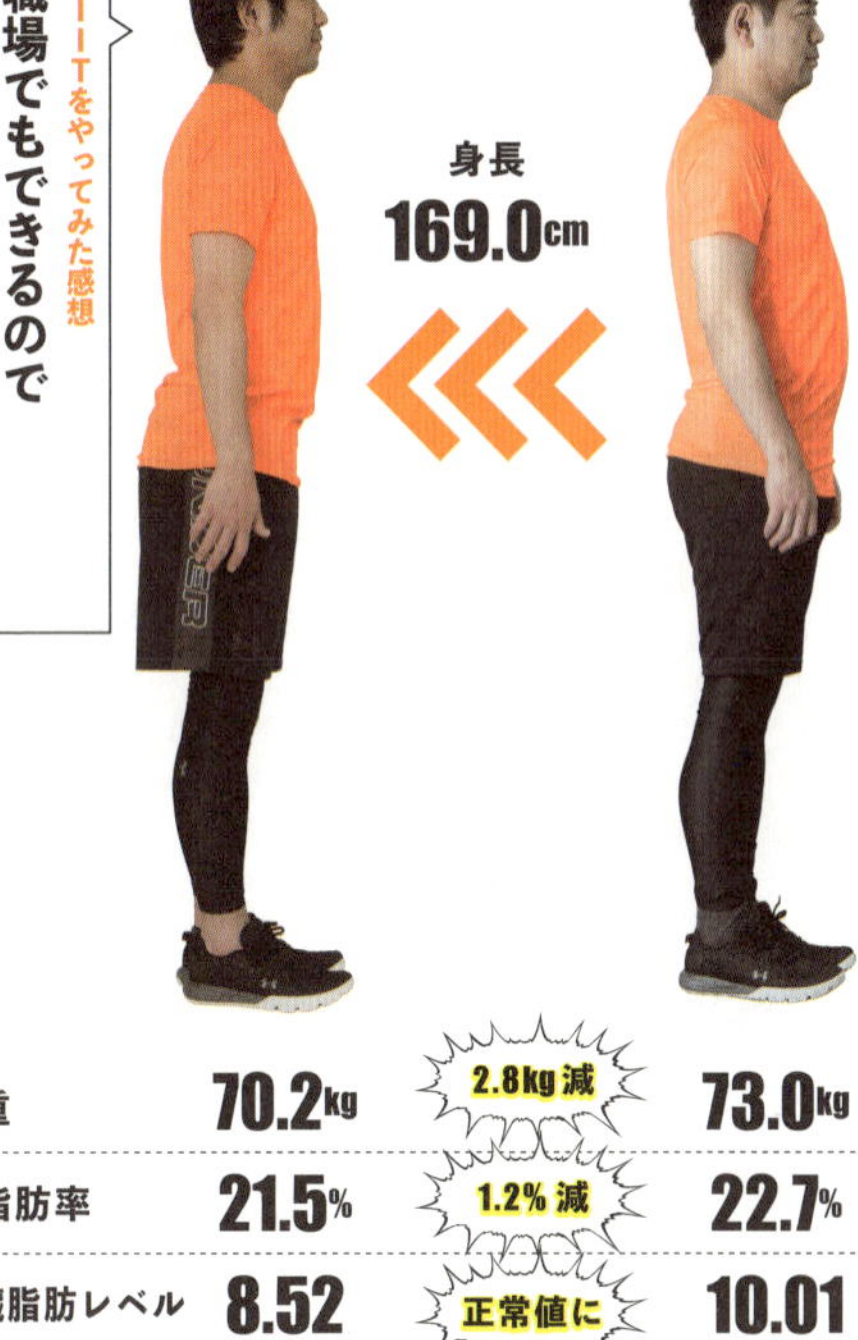
After
Before
身長
169.0cm
HIITをやってみた感想
職場でもできるので続けられました！

	After		Before
体重	70.2kg	2.8kg減	73.0kg
体脂肪率	21.5%	1.2%減	22.7%
内臓脂肪レベル	8.52	正常値に	10.01
筋肉量	52.2kg		53.4kg

読者へひとこと　やろうと思ったときにやるのがコツ

木田秀和（きだひでかず）**さん（45歳・会社員）**

運動習慣がまったくない木田さんはHIITを「キツさはあるけど、ツラさがないのは驚き」と大絶賛。むしろ大変だったのは継続で、自身に課した週3回のノルマを達成するためには「やろうと思ったときにやるのがコツ」だといいます。実際、木田さんは職場の誰もいない会議室でHIITをたまにしていたそうで、見事、体脂肪と内臓脂肪が落ち、約3キロの減量に成功！

＼やってみました！／

HIIT体験記 4

運動不足で激太りした元スポーツマンが筋肉質のボディに大変身！

杉原邦明さん（43歳・会社員）

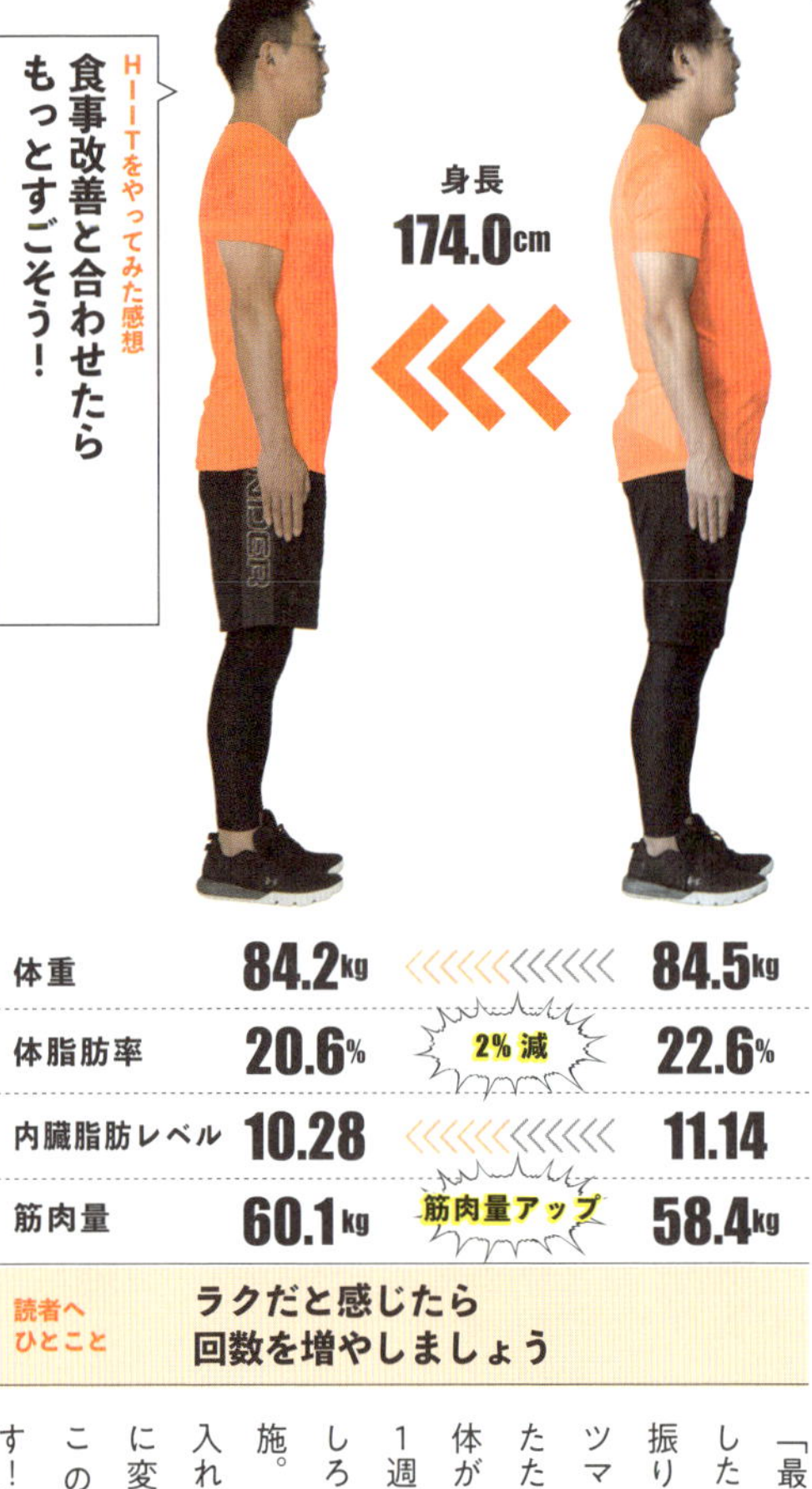

	After		Before
体重	84.2kg		84.5kg
体脂肪率	20.6%	2%減	22.6%
内臓脂肪レベル	10.28		11.14
筋肉量	60.1kg	筋肉量アップ	58.4kg

読者へひとこと　**ラクだと感じたら回数を増やしましょう**

「最初は正直吐くかと思いました（笑）」。こうHIITを振り返る杉原さんは元スポーツマン。食生活と運動不足がたたって40代から肥大化した体が課題でした。HIITは1週間で慣れ、それ以降はむしろラクに感じたので毎日実施。その結果、脂肪が筋肉と入れ替わって、筋肉質ボディに変身。「食生活を変えずにこの結果は本当に驚きです！」と杉原さんも満足。

やってみました！

HIIT体験記 5

姿勢がよくなり、敏捷性も復活。階段の上り下りがラクに！

伊藤広人さん（仮名）（34歳・会社員）

身長 171.0cm

	Before		After
体重	60.0kg	→	60.4kg
体脂肪率	14.3%	→	15.2%
内臓脂肪レベル	3.78	→	4.19
筋肉量	48.6kg	→	48.5kg

HIITをやってみた感想
こんなにお手軽でいいのかと思った（笑）

読者へひとこと
忙しい会社員に最適だと思います！

「ほぼ1日中デスクワークです」という伊藤さんはIT企業の会社員。今回の被験者のなかでもっとも痩せ型で、悩みは「運動の継続とスタミナアップ」。今回の測定項目は、あまり変化はしませんでしたが、HIITを始めてから姿勢がよくなり、駅の階段がラクになったとか。「運動を忘れないように、冷蔵庫にメモを貼りました」とのこと。参考になります！

CHAPTER 5

さらに短時間で効果を出す！HIIT効果を高める食事術

1 世界中の医師が注目する「地中海食」

私の専門は内科学ではありますが、抗加齢（アンチエイジング）医学にも早くから関心を持ち、運動をはじめとする健康的な生活習慣について、研究するだけではなく自ら実践するようにしています。

そのため、食事に関する情報についても普段からできるだけ最新の論文を読むなどして、情報収集を欠かさないようにしているのですが、いま世界中の医師が生活習慣病の予防効果がある食事として注目しているのが地中海風の食事スタイル（以下「地中海食」）です。

世界にはさまざまな料理が存在しますが、**健康維持や生活習慣病の予防および改善に効果を発揮することを示すエビデンスが最も多いのは、ダントツで地中海食**なのです。

たとえば、１９９５～２００８年にかけて世界中で行われた12個の調査研究を合算したメタ解析で、地中海風の食生活を心がけることで、次にあげるようにさまざまな病気の罹患率や死亡率が低下し、全体の死亡率が９％も下がったという結果が得られています。

〈地中海食がもたらす効果〉

■心血管疾患による死亡率：９％低下
■がんの罹患率と死亡率：６％低下
■パーキンソン病とアルツハイマー病の罹患率：13％低下

食事だけでこのような効果が得られるというのは、本当にスゴイことです。

地中海とはご存じの通り、ヨーロッパ（ユーラシア大陸）とアフリカの間にある、一見、巨大な湖のように見える海のこと。その地中海の食事スタイルといわれてもピンとこないかもしれませんが、沿岸諸国であるイタリア、スペイン、ギリシャ、モロッコなどに受け継がれてきた食事スタイルのことです。

２０１０年には「地中海食」自体がユネスコの世界無形文化遺産として登録されました。地域ごとに使う食材やレシピなどは異なりますが、概して次のような特徴があります。

- オリーブオイルをよく使う
- 旬の野菜やくだものを毎食食べる
- 主食となるパンやパスタには全粒粉を使う
- 魚と肉と豆類をバランスよく食べる（肉は少なめ）
- ハーブやスパイス、ニンニクなどをよく使う
- ナッツや種（タネ）類をよく食べる

少しイメージがつかめたでしょうか？　積極的にとりたい食品や食べる回数などは、次ページの図を参考にしてみてください。

5-1 健康のエビデンスが多い地中海食

■健康へのプラス効果は特定の食品ではなく、これらの食品成分と、食事パターンの総合力によると考えられる。

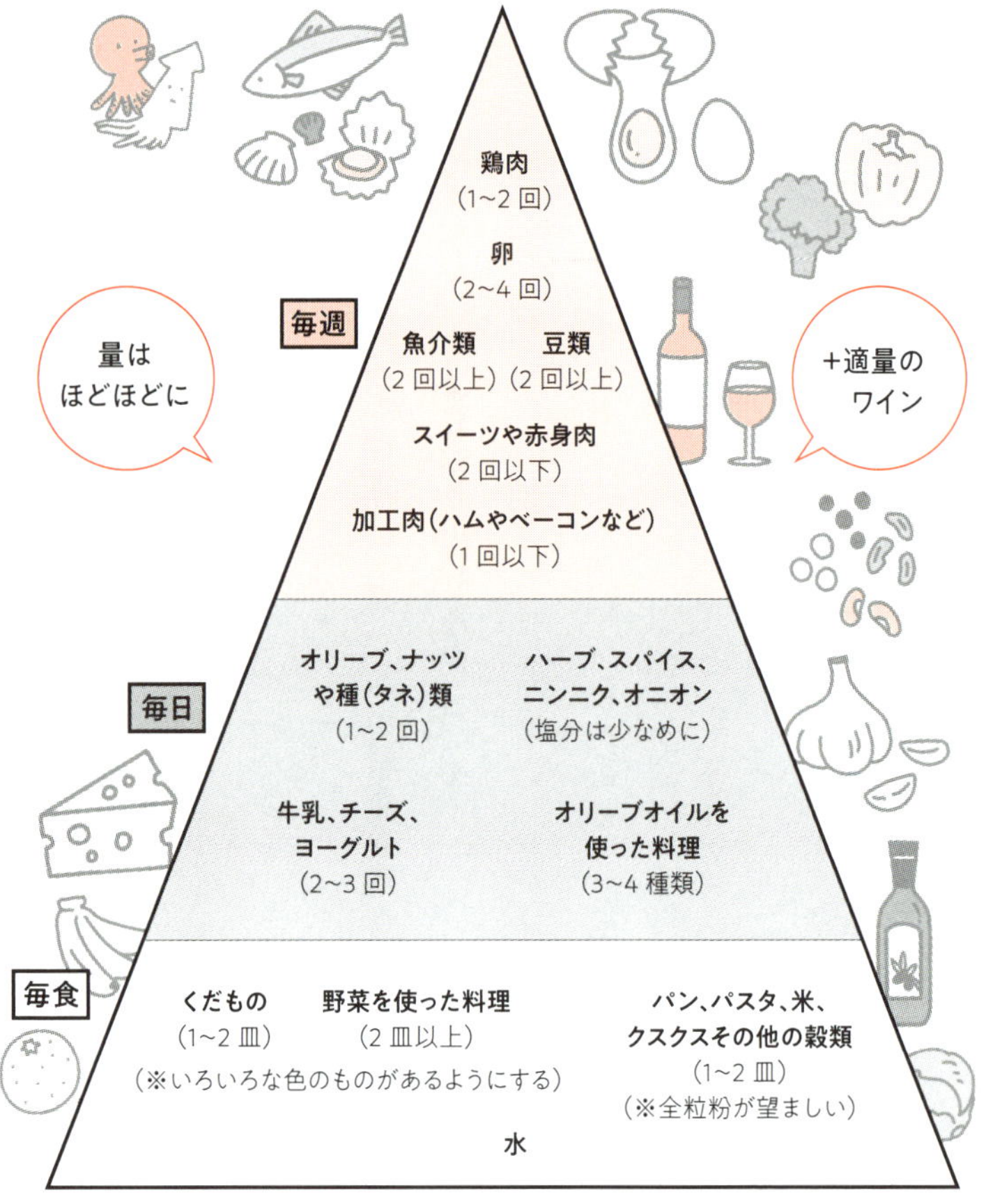

鶏肉
(1~2 回)
卵
(2~4 回)
毎週
魚介類
(2 回以上)
豆類
(2 回以上)
スイーツや赤身肉
(2 回以下)
加工肉(ハムやベーコンなど)
(1 回以下)
量は
ほどほどに
+適量の
ワイン
毎日
オリーブ、ナッツ
や種(タネ)類
(1~2 回)
ハーブ、スパイス、
ニンニク、オニオン
(塩分は少なめに)
牛乳、チーズ、
ヨーグルト
(2~3 回)
オリーブオイルを
使った料理
(3~4 種類)
毎食
くだもの
(1~2 皿)
野菜を使った料理
(2 皿以上)
(※いろいろな色のものがあるようにする)
パン、パスタ、米、
クスクスその他の穀類
(1~2 皿)
(※全粒粉が望ましい)
水

(D'Alessandro Aほか. Nutrients 2014年をもとに作図)

2 おいしく食べられるのに、大きなダイエット効果

私が地中海食を強くお勧めする最大の理由は、**おいしい料理を食べながらＨＩＩＴの効果（ダイエットや体調改善効果など）をより引き出せるから**です。

ダイエット目的で食事制限をするときによく用いられるのは、「低炭水化物食（ローカーボ・ダイエット）」か「低脂肪食（ローファット・ダイエット）」ですよね。

でも、実際にやってみると、低炭水化物食を経験した人は「主食が食べられないからエネルギーが湧いてこない」「何か物足りない」と嘆き、低脂肪食を選んだ人は「淡泊なものばかりになって悲しい気分になる」と不満を漏らします。

その点、地中海食は（現地の人からすれば）、ごく普段通りの食事。基本的に薄味ですが、その分、食材の味を引き立てるレシピばかりなのでおいしいです。

私も実践していますが、地中海食を頻繁に食べるようになってからはスーパーで旬の食材を探すのが楽しみになりました。よほどオリーブオイルやパン、パスタが嫌いという人ではない限り、日本人の口にも合うと思うのです。

いま運動習慣がない人がＨＩＩＴを始めるということは、生活パターンを多少変えないといけないわけですから、ストレスがゼロということは決してありません。

それに加えて、食生活面でもいろいろストレスをかけてしまうと、「楽しさ」が減って、「キツさ」ばかり感じるようになってしまう人が増えると思うのです。

その結果、ＨＩＩＴも食事改善も両方投げ出してしまったら元の木阿弥です。だから私は、おいしく続けられる地中海食をお勧めします。

できるだけ無理なく、そして日常生活の楽しさを損なうことなく体調を改善していくことが、継続する秘訣ではないでしょうか。

3

比べてみました！3大ダイエット食

◆おいしく食べて、無理なく痩せる地中海食

では、地中海食のダイエット効果について見ていきましょう。

「地中海食」と「低炭水化物食」「低脂肪食」の3つの食事スタイルがもたらすダイエット効果を比較した研究があるので紹介しましょう（ただし、ここでは食事のみの効果で、HIITは実践していません）。

2008年に『ニューイングランドジャーナル・オブ・メディシン』という優れた研究報告が多く掲載される国際的な科学誌に掲載された研究で、地中海食が医師たちに注目されるきっかけとなった研究でもあります。

この実験では、太り気味の被験者322人を集めて、それぞれ3つの食事スタイルを実践してもらい、2年間にわたって経過を観察しました。

その結果が次ページの図です。

まずダイエット効果（減少体重）のグラフですが、面白い結果が見て取れます（ちなみに、この実験のように、ある仮説に基づいて現在から未来に向かって経過観察を行う調査のことを「前向き調査」といいますが、過去にさかのぼって調査をする「後ろ向き調査」と比べて科学的な信憑性が高いのです）。

最初の5、6カ月を見ると、低炭水化物食ダイエットが有意に体重を落とせていることがわかります。低脂肪食と地中海食の減少ペースはほぼ同じです。

ただ、地中海食と違い、低脂肪食も低炭水化物食もやがて体重の増加が始まっていくことです。その間、地中海食は安定して横ばいです。

最終的に低炭水化物食と地中海食は、同じくらいのダイエット効果で落ち着いています。

5-2 長期で見て、最も効果のあるダイエット法は？

■2 年後の判定では、低脂肪食ダイエットに比べて地中海食ダイエットと低炭水化物食ダイエットのほうが明らかに体重減少効果が勝っていた。

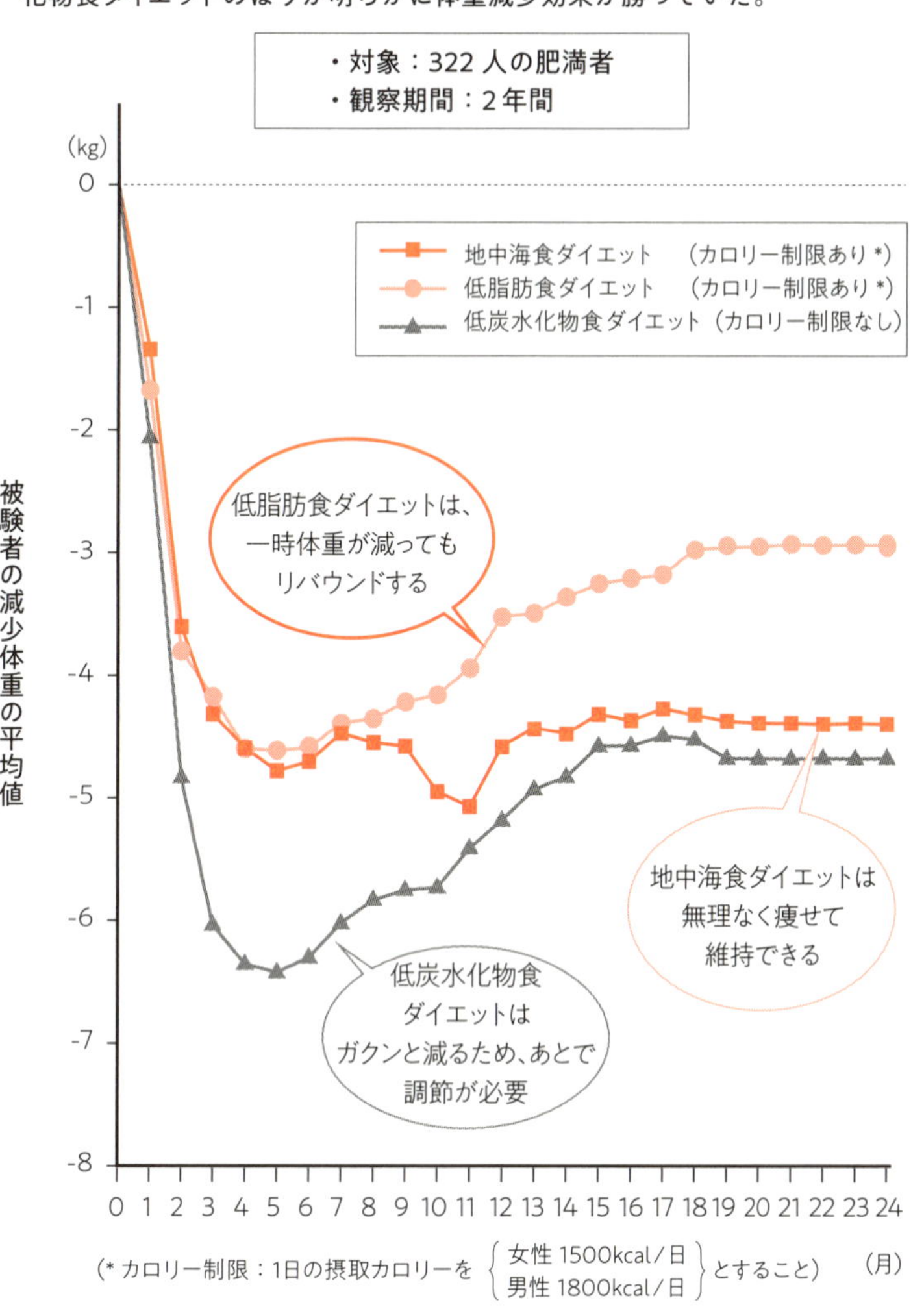

（Shai I ほか, N Engl J Med 2008年より改変）

低脂肪食の被験者の体重が増加している原因は、いわゆる「リバウンド」（体重が戻っていってしまう現象）です。

いっぽう、低炭水化物食の被験者の体重が増加しているのは厳密にはリバウンドではありません。

実は、この実験で行われた低炭水化物食ダイエットは、「カロリー制限なし」としていますが、これは「カロリーを気にせず、食べ放題」という意味ではなく、あくまでも「カロリーに関して、設定するしばりがない」という意味です。一方で、開始時には非常に厳格に糖分を制限します（アトキンス法。炭水化物摂取量を通常の10分の1くらいに下げる）。ただし、ずっと制限すると健康を害する可能性があるので、ある程度痩せたあとは摂取する糖分を増やしているのです。

短期間で体重を落としたいなら低炭水化物食ダイエットの効果は高いとたしかにいえます。

結局、**体に無理のないレベルに糖分を再調整していったら、地中海食と同じくらいの効果に落ちつく**ということがこのデータからわかります。

◆地中海食は健康効果が超高い！

同実験では、体重以外にも変化が見られましたので、紹介していきましょう。

次ページの図は、３大ダイエット食での「ＨＤＬ（善玉）コレステロール」「ＬＤＬ（悪玉）コレステロール」「中性脂肪」「血糖値」の変化です。

・ＨＤＬ（善玉）コレステロール

最も増加したのは低炭水化物食でした。

ただ、**低脂肪食と地中海食も効果が低いわけではなく、２つはほぼ同じような伸びを見せています**。

・ＬＤＬ（悪玉）コレステロール

最もＬＤＬコレステロール値が下がったのは地中海食でした。低脂肪食は２年間続けてもほぼ変わらずで、低炭水化物食はじわじわと減少しましたが、地中海食ほどの減少は見られませんでした。

5-3 最も健康的な数値が出たのは地中海食

■脂質（コレステロールと中性脂肪）の改善には地中海食ダイエットと低炭水化物食ダイエット、血糖値の改善には地中海食ダイエットがよいことがわかる。すべての数値がバランスよく改善するのは地中海食といえる。

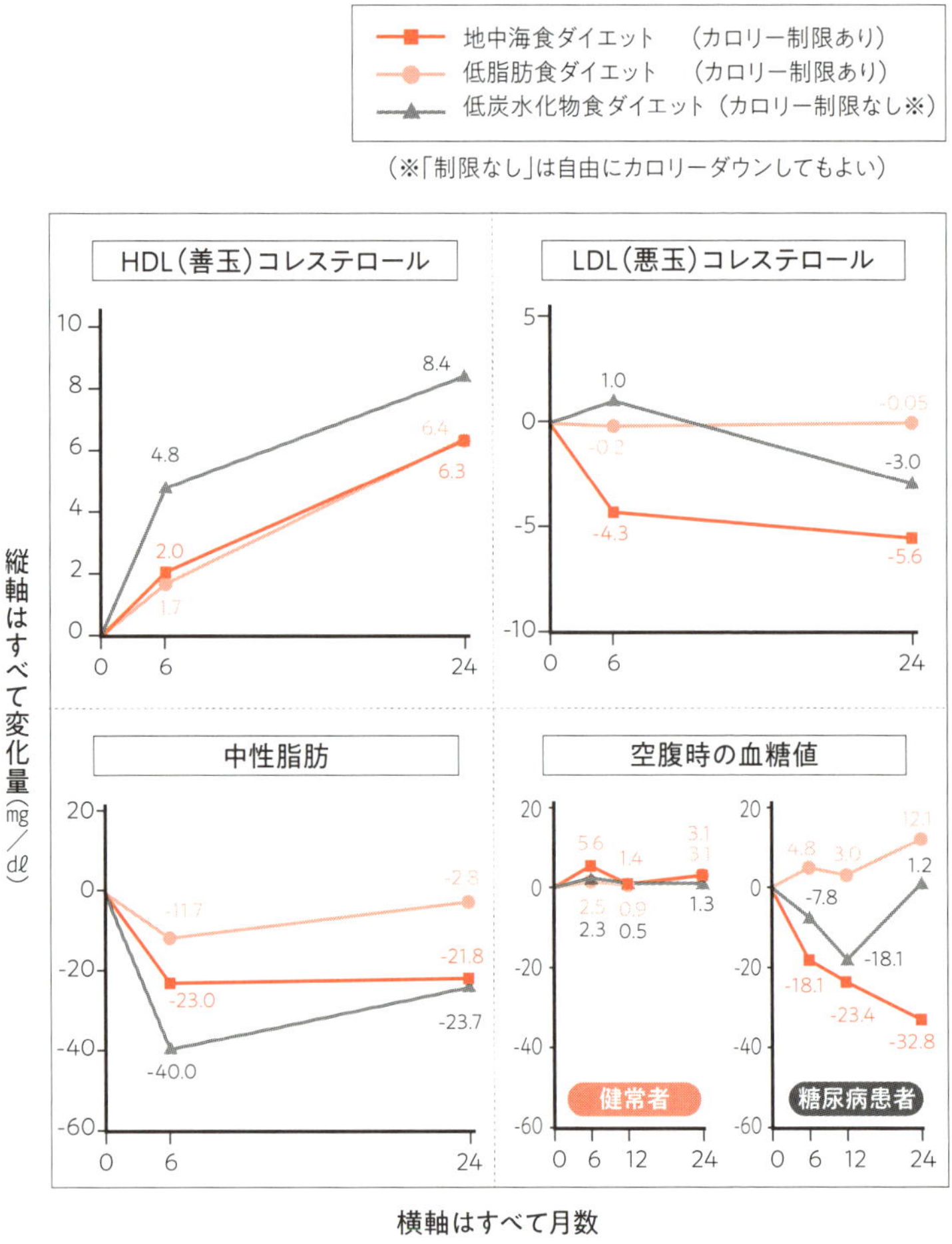

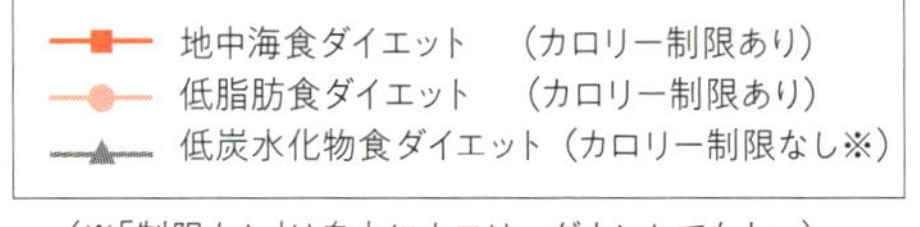

（※「制限なし」は自由にカロリーダウンしてもよい）

縦軸はすべて変化量（mg／dℓ）

HDL（善玉）コレステロール

LDL（悪玉）コレステロール

中性脂肪

空腹時の血糖値

健常者

糖尿病患者

横軸はすべて月数

（Shai Iほか, N Engl J Med 2008年より改変）

・中性脂肪

有意に改善させたのは、低炭水化物食と地中海食です。低脂肪食は大きな改善はありませんでした。このように脂肪を減らすなら低脂肪食が効果的というわけではないのです。

・血糖値（空腹時）

健常者については大きな変動はありませんでした。いっぽう、**変化の差が大きかったのが糖尿病患者の血糖値。地中海食によってはっきりとした低下が見られました。**

低脂肪食は逆に上昇の傾向を示しました。低炭水化物食も最初の1年は効果がありましたが、それをすぎると逆に上昇しました。

糖尿病や糖尿病予備軍の方々の運動にはＨＩＩＴがお勧めとＣＨＡＰＴＥＲ３でお話ししましたが、食事スタイルは地中海食を強くお勧めします。

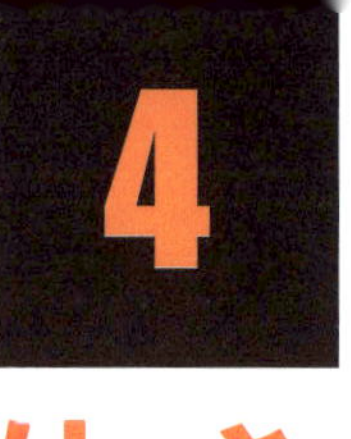

きちんと食べなければ体は燃えない

ＨＩＩＴが短時間の運動でも効果が出るひとつの理由に、運動後も体がエネルギーを燃焼しつづけようとするアフターバーン効果（ＥＰＯＣ効果）があると書きました。

食べるものとアフターバーン効果の関係を調べた研究もいくつかあります。

２０１６年に発表された研究では、平均31歳の男性を対象に、炭水化物をほとんど摂取していない場合と逆にしっかり摂取した場合とで、運動中の酸素摂取量や運動後のアフターバーン効果を比較しました。

その結果、**炭水化物が欠乏した状態で運動をした場合では、しっかり炭水化物をとった場**

合と比べて酸素摂取量（運動中とリカバリー中の合計）が約35％少なく、アフターバーン効果としては26％低いことがわかりました。

以上から、低炭水化物食のダイエット効果が高いことは先ほどのグラフで見た通りですが、「ＨＩＩＴの効用を引き出す食事」という点でいえば、低炭水化物食ダイエットはあまりお勧めしません。

また、「極端なカロリー制限も、アフターバーン効果にマイナスに働く」こともわかっています。２０００年に発表された調査結果を見ると、若い女性に1日の摂取カロリーを１６００キロカロリーから８００キロカロリーに落としてもらったところ、運動後のアフターバーン効果が有意に低下していました。

つまり、**健康的に痩せていくためには、燃料となる栄養分をある程度はきちんと摂取していく**ことも重要だということです。

5 食べるダイエット「地中海食」と運動の組み合わせ

地中海食と運動の相性のよさを示すデータがいくつもあるので紹介しましょう。

最初に紹介するのは、2018年に発表された調査研究の結果です。地中海食に関する33の研究をあわせて分析した結果、地中海食は生活習慣病のリスクを下げる可能性の高い健康的な食事であり、**「その効果は運動と組み合わさるとさらに大きくなる」**と結論付けています。

同じく2018年には、地中海食と運動の組み合わせをテーマにした11個の研究結果を解析したところ、**両者を組み合わせることで「体重」「BMI」「ウエスト周囲」「血圧」「血糖値」「中性脂肪値」「コレステロール値」といった、生活習慣病と密接な関係にある多くの項目において、高い改善効果が得られること**が示されました。

先の2つの研究は「地中海食と運動全般」が対象ですが、「地中海食とHIIT」というピンポイントの組み合わせの効果について調べた研究もあります。

まず、72人（平均年齢53歳）の肥満男女を対象に、週に2、3回のHIIT＋筋トレ、および地中海ダイエットを9カ月にわたって実施してもらった結果、**空腹時血糖値とインシュリン抵抗性が有意に改善**したことがデータで示されました。

また、代謝異常のある肥満者と代謝異常のない肥満者、合計134人を対象に地中海食とHIITを組み合わせて実践してもらったところ、**「体組成」「血圧」「空腹時血糖」「インシュリン感受性」「最大酸素摂取量」「筋肉の持久力」などが改善**したという結果が得られました。

HIITも地中海食も健康な体作りに効果的であるというデータはすでに示していますが、それらを組み合わせることでさらなる改善効果を狙う試みが、世界中で行われるようになってきているのです。

6 ダイエット効果が超高いナッツ

地中海食で使われる特徴的な食材で真っ先に思い浮かぶものといえば、エクストラバージンオリーブオイルや青魚、全粒粉の穀物などかもしれません。

しかし、私が特に注目しているのが**「ナッツ（木の実）」**です。

２０１６年に発表された地中海食に関する調査研究では、**ウォールナッツ、アーモンド、ヘーゼルナッツ等のナッツ摂取を含む地中海風の食生活が、肥満者や太り気味の人の体重やウエスト周りの改善に効果的**という結果が得られています。

そもそもナッツがダイエット食品であることをご存じない方もいらっしゃるのではないでしょうか。

次ページに、非常にわかりやすいグラフを用意しました。

これは12万人のアメリカ人男女を対象に調査をした結果で、グラフに記載の食品を「1日1食」の割合で4年間食べ続けた場合の体重変化を算出したものです。

太る食品がポテトチップスやフライドポテトなど。一方で一番痩せる食品の代表がヨーグルトやナッツなのです。

このように、**ナッツはヨーグルトや野菜、くだもの、全粒粉穀物などとともにダイエット効果のある食品**といえます。

5-4 ナッツはダイエット食品！

■ナッツは、ヨーグルトや野菜・くだもの、全粒粉穀物などとともにダイエット効果のある食品であることがわかった。
なお、くだものの摂取が体重減少をもたらすのに、100%フルーツジュースの摂取が体重増加に関連しているのは、ジュースとして摂取することによって糖分をより多く吸収してしまうことなどが原因として考えられる。

また、ヨーグルトについては、カルシウム摂取量の増加の結果として起こる脂肪分解の促進と脂肪吸収の抑制や、ヨーグルト摂取に基づく腸内細菌叢（そう）（腸内フローラ）の変化による肥満抑制などのメカニズムが示唆されている。

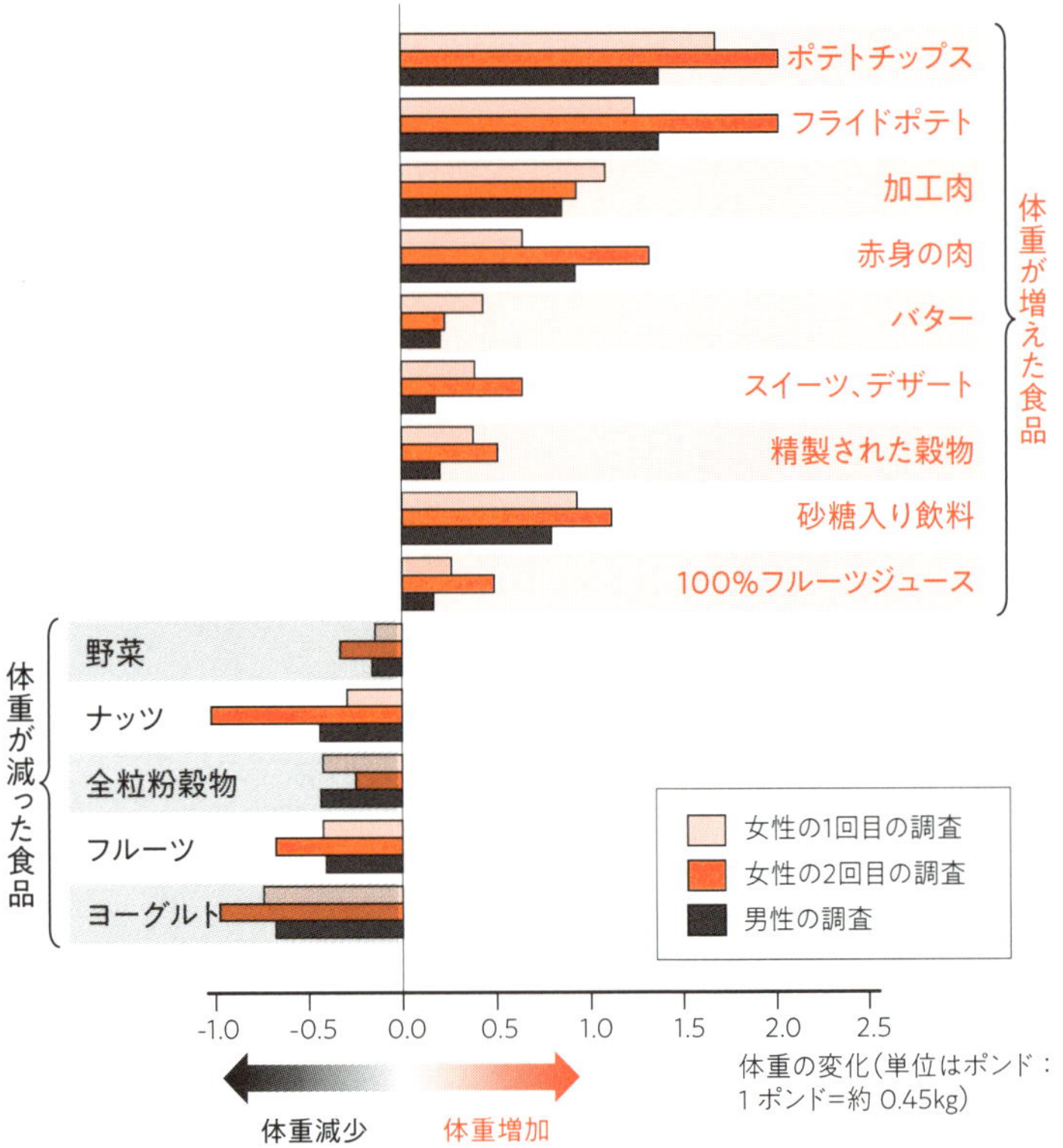

体重が増えた食品
ポテトチップス
フライドポテト
加工肉
赤身の肉
バター
スイーツ、デザート
精製された穀物
砂糖入り飲料
100%フルーツジュース

体重が減った食品
野菜
ナッツ
全粒粉穀物
フルーツ
ヨーグルト

女性の1回目の調査
女性の2回目の調査
男性の調査

-1.0 -0.5 0.0 0.5 1.0 1.5 2.0 2.5
体重の変化（単位はポンド：1ポンド=約 0.45kg）
体重減少 体重増加

（Mozaffarian Dほか. N Engl J Med 2011年より改変）

7 なぜか太らないナッツの不思議

ナッツがダイエット食品として見すごされやすい理由に、カロリーの高さがあります。代表的なナッツの100グラムあたりのカロリーは以下の通りです。

〈ナッツのカロリー〉

- カシューナッツ　553キロカロリー
- ピスタチオ　560キロカロリー
- アーモンド　579キロカロリー
- ヘーゼルナッツ　628キロカロリー
- ウォールナッツ　654キロカロリー

- ピーカン　691キロカロリー
- マカダミアナッツ　718キロカロリー
- （ピーナッツ　673キロカロリー）

なお、ピーナッツだけカッコになっているのは、ピーナッツは厳密にはナッツ（木の実）ではないからですが、ナッツと同じような健康増進効果があるので記載しています（落花生はマメ科の植物で、「nuts（木の実）のようなpea（豆）」なのでピーナッツといいます）。

「ナッツ100グラム」というと両手ですくったくらいの量ですから、それで500〜700キロカロリーに相当するというとダイエット中の人は「うわっ！」と思うでしょう。でも、**カロリーが高いからといって、太りやすいというわけではない**のです。

ナッツの標準的な成分は、次の通りです。

〈ナッツの成分〉

主成分

■脂肪　　：43〜67％

■タンパク：8〜22％

■糖分　　：0・6〜4％

■ポリフェノール：0・2〜0・4％

その他の成分

■カロテノイドやフィトステロールなどのファイトケミカル

■ビタミン、ミネラル（マグネシウム、葉酸、カリウムなど）

■食物繊維

■一価不飽和脂肪酸（オレイン酸がメイン）

■多価不飽和脂肪酸（マカデミアナッツを除きリノレン酸がメイン）

■飽和脂肪酸（概して少量）

このように**ナッツの成分の半分は脂肪なのですが、これが全部身体につくのかというとそうではなく、むしろ痩せる**のです。

詳しい理由は後述しますが、不飽和脂肪酸（オレイン酸やリノレン酸）が含まれることがポイントです。

不飽和脂肪酸とは植物や魚の脂に多く含まれるもので、肉の脂に代表される動物性脂肪（飽和脂肪酸）とは別もの。

ちなみにオリーブオイルも一価不飽和脂肪酸（オレイン酸）を効率よく摂取する最高の食材です。

私は普段から、サラダに無塩のミックスナッツをのせてオリーブオイルをかけて食べるようにしています（最後にレシピを載せています）。

8 痩せるだけじゃない！ ナッツがもたらす驚きの健康効果

ナッツを食べ続けることによって期待できる効用は、非常にたくさんあります。

1 痩せる

ナッツのダイエット（体重減少）効果に着目した調査研究は増えていて、いまや相当数のエビデンスがあります。体重減少につながるメカニズムはいろいろありますが、代表的なものをざっと紹介しましょう。

・痩せる理由① 食欲が抑制される

噛みごたえも関与していると考えられていますが、もうひとつの要因は、先ほど説明した

「不飽和脂肪酸」です。

この不飽和脂肪酸が食欲を抑制する「グルカゴン様ペプチド-1（GLP-1）」と「コレシストキニン」というホルモンの分泌を促すと考えられています。

・痩せる理由②　エネルギー消費が促進される

ナッツに含まれる植物性タンパク質やオレイン酸は「熱産生促進」効果があることで知られています。

エネルギーがどんどん作られるために、余分な栄養が体内に溜まりにくいのです。

・痩せる理由③　食物繊維のさまざまな作用が働く

長年にわたって食物繊維は、「食感が悪く、エネルギーにもならず、ほかの栄養素の吸収の妨げになる」として、お通じに効くという効用以外では軽視されてきた栄養素でした。

しかし、次第に健康効果が注目されるようになり、いまでは5大栄養素（タンパク質、糖質、脂質、ビタミン、ミネラル）につぐ「第6の栄養素」として位置付けられています。

ナッツは食物繊維を豊富に含んでおり、これが「消化管通過時間の遅延」や「空腹感の抑制（摂食量の低下）」といった腹持ち効果や、さらに「余分な栄養分の吸収抑制」といった作用発揮してダイエット効果が高まると考えられています。

2 血糖値の改善

ナッツは血糖値改善にも効果的です。

不飽和脂肪酸、ポリフェノール、食物繊維による過剰な栄養の吸収抑制などの効果と考えられています。

3 悪玉（LDL）コレステロール値の改善

ナッツを食べることでコレステロール吸収の抑制、コレステロール合成に必要なHMG-CoA還元酵素の阻害、コレステロールを消費する胆汁酸産生の増加といった変化が起き、LDLコレステロール値が改善されます。

5-5 健康になる！ ナッツの5つの効果

■ナッツには不飽和脂肪酸、ポリフェノール、食物繊維、オレイン酸などが含まれており、さまざまな健康効果が期待できる。

①痩せる

・食欲が抑制される。
・エネルギー消費が促進される。
・食物繊維のさまざまな作用。

②血糖値が改善する

③悪玉（LDL）コレステロール値が改善する

④中性脂肪値が改善する

⑤血圧の数値が改善する

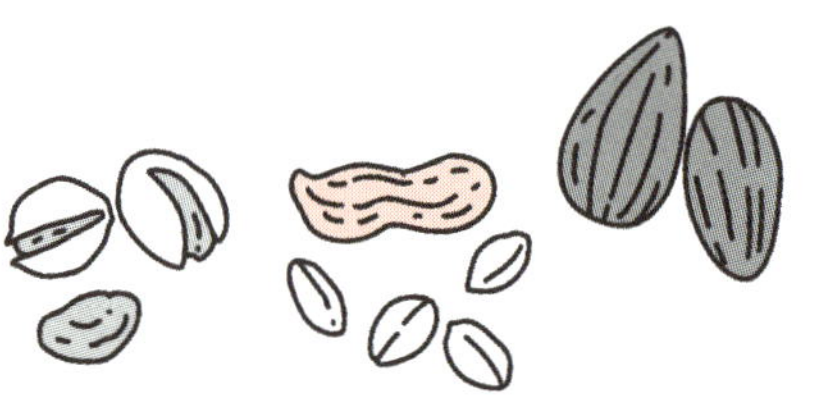

4　中性脂肪値の改善

ナッツに含まれる成分による余分な栄養分の吸収抑制や体重減少、糖代謝改善効果などが複合的に関与し、中性脂肪値が改善されます。

5　血圧の改善

ピスタチオやミックスナッツに血圧改善効果が認められています。成分に含まれるポリフェノールなどが関与していると考えられています。

このようにナッツは健康食として非常に優れているわけですが、よくよく考えてみれば人間は太古の昔、木の実を主食としていたわけです。

「基本に帰る」ということが、人間の健康維持には重要なのかもしれません。

9 科学的に正しい食品 ナッツ&コーヒー

◆おやつにナッツを食べよう

さて、前述のようにナッツはダイエット食品として超優秀で、おやつをナッツに変えるだけで痩せたという研究結果もあるくらいです。

ちなみにミス・ユニバースに選ばれた人が、本番に挑む準備期間中は、夕方になるとナッツを食べていたと聞いたことがあります。

これは非常に理にかなっていて、**ナッツ自体では太りませんし、腹持ちがいいので夜の過食を防ぐ**こともできます。

もちろん、間食をとらないに越したことはないですが、これからＨＩＩＴを実践していくにあたってどうしても小腹が空いておやつの誘惑に負けそうになるとか、間食を我慢しすぎて1食の量が増えてしまうようであれば、仕事のデスクなどにナッツを常備して、おやつ代わりに食べてはいかがでしょう。

ナッツといってもたくさんの種類がありますが、特にどの種類が一番効果的だということはありません。個人差もあるので、どれかひとつに絞って食べ続けるのではなく、ときどき種類を替えたり、最初からミックスナッツを買って、いろいろ組み合わせて食べてみたりするのがお勧めです。

◆医学的エビデンスのある飲み物はコーヒー

ナッツ同様、それまでの先入観とは裏腹に、健康への優れたプラス効果があることがわかって近年注目を浴びているのが「コーヒー」です。

たとえば、**コーヒーを1日3～4杯飲む人の死亡リスクは、まったく飲まない人に比べて24%低い**ことが、国立がん研究センターの「多目的コホート研究（JPHC研究）」からわかっています。

さらに米国でも、「1日4杯のコーヒーが死亡リスクを下げる」といった米国保健福祉省のエビデンスがあります。コーヒーは「眠れなくなる」「胃に悪い」など、体によくないイメージの強かった時期もありましたが、40万人の13年間の追跡調査により、**適量のコーヒーを飲むことで、がん、心臓病、呼吸器系疾患、脳卒中、糖尿病といったさまざまな病気による**死亡リスクを低下させる可能性があることがわかっています。

これにはコーヒー豆に含まれるクロロゲン酸などのファイトケミカル（抗酸化作用のある植物由来の化学成分）が関係しているといわれていて、カフェインが入っていないコーヒーでも同じような効果が出ています。

ぜひ、普段の生活に、ナッツとコーヒーの健康効果をプラスしてみてください。

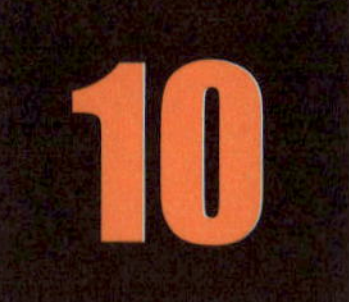

HIIT効果を倍増させる！地中海食風レシピ

「手軽に地中海食を試してみたいけど、実際どんなものがあるの？」と思われる方もいるかもしれません。せっかくですので、地中海食風レシピをいくつか紹介しておきましょう。

私は料理の専門家ではありませんし、世の中には地中海地方周辺（イタリア、ギリシャ、スペインなど）の料理のレシピ本などもたくさんあるので、ここでは比較的簡単にできるものだけに絞ります。分量や味付けはあくまで目安のため、ご自身でベストバランスを見つけてみてください。

もちろん、ご自身で作らないにしても、こうしたレシピをご一読いただくだけで具体的なイメージが湧くかと思います。外食時でのメニュー選びの判断にもお役立てください。

①朝食にお勧め！ナッツ乗せ全粒粉シリアル

忙しい朝でも、このレシピなら材料を「乗せるだけ」。準備と後片付けの手間がかからず、バランスのいい地中海食を簡単に再現できます。お好みで牛乳をかけても。

■食材（1人分）：全粒粉シリアル（オールブラン）…60g、ヨーグルト（無糖）…適量、ミックスナッツ（無塩）…適量

■作り方：材料を乗せるだけ。

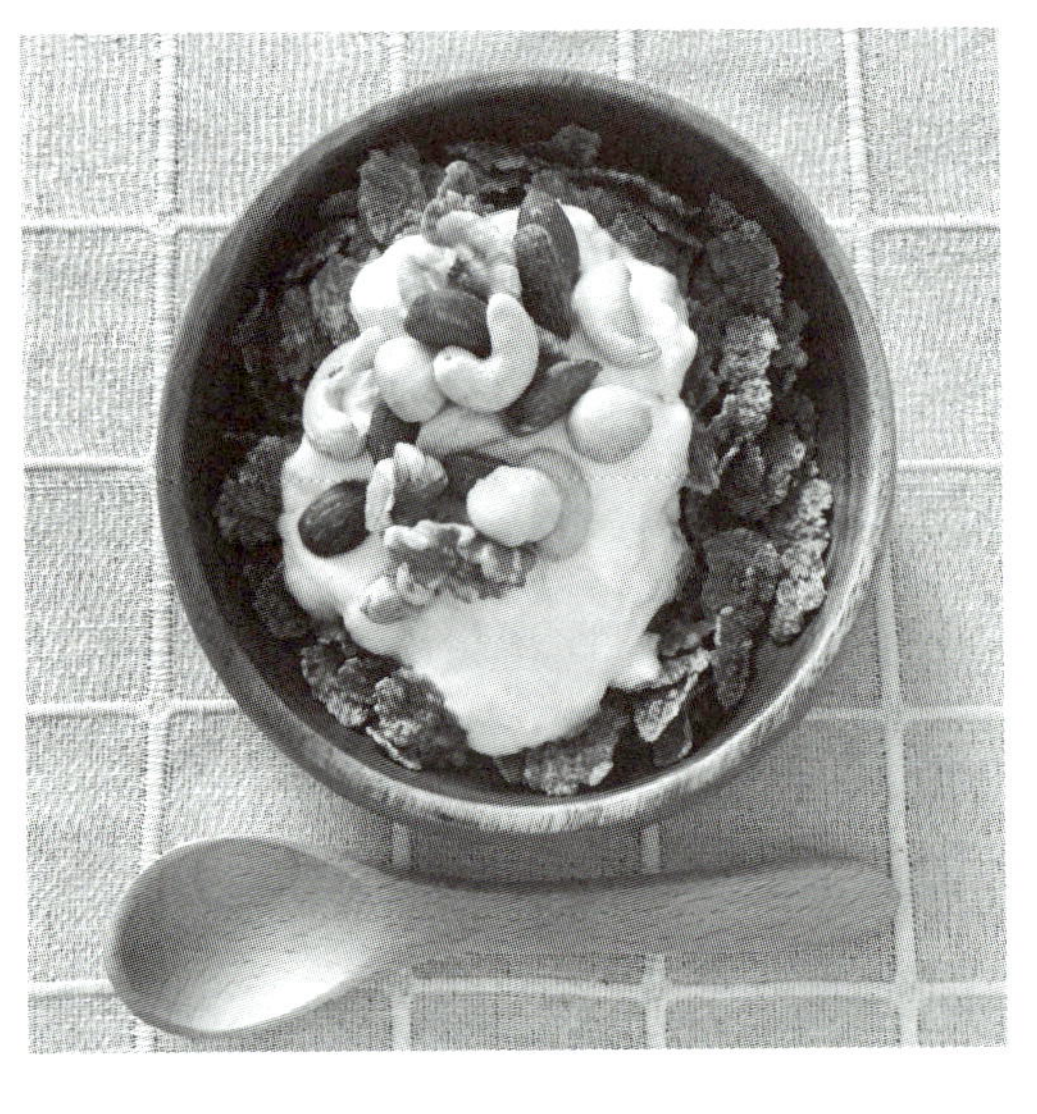

②和風×地中海風が意外なおいしさ 豆腐のオリーブオイルかけ

豆腐自体は地中海食にはありませんが、豆類の1つである大豆を摂取するには最高の食材です。普段はしょうゆをかけるところをオリーブオイルに変えるだけで、地中海食「風」に大変身します。

■食材（1人分）：豆腐…150g、オリーブオイル…小さじ2、塩コショウ…適量

■作り方：豆腐にオリーブオイルをたっぷりかけ、塩コショウをふりかける。

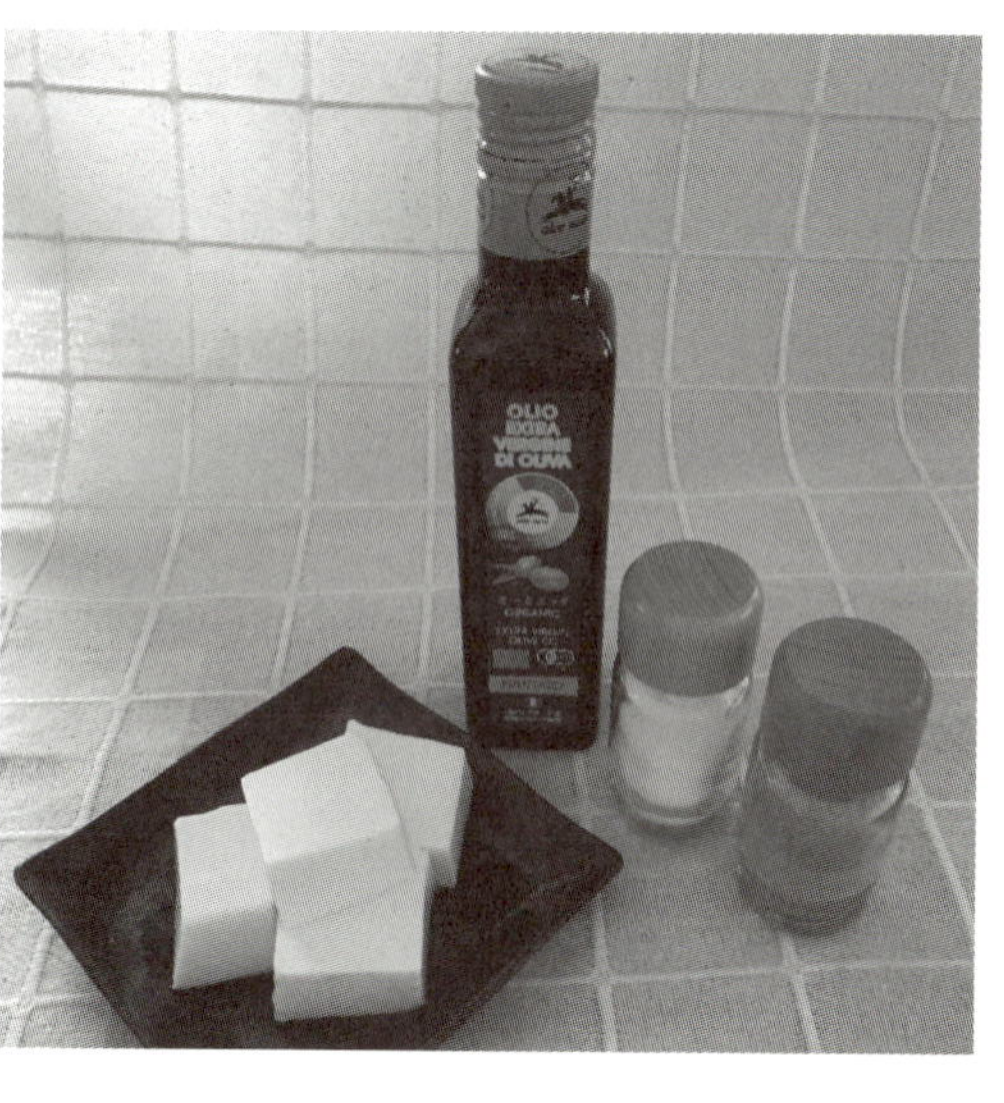

③3分で食卓を彩る人気のおかず　トマトのカプレーゼ

イタリアンの定番、カプレーゼ。何といっても魅力はすぐにできること。切って、盛り付けて、かけるだけなので3分でできます。お好みでレモン汁をかけても◎。

■食材（1皿分）：トマト…1個、モッツァレラチーズ…100g、バジルの葉…適量、オリーブオイル…大さじ1、塩コショウ…適量

■作り方：薄切りにしたトマトとモッツァレラチーズを交互に並べる。オリーブオイルにみじん切りにしたバジル、塩コショウを加えてよくまぜ、具材にまんべんなくかける。

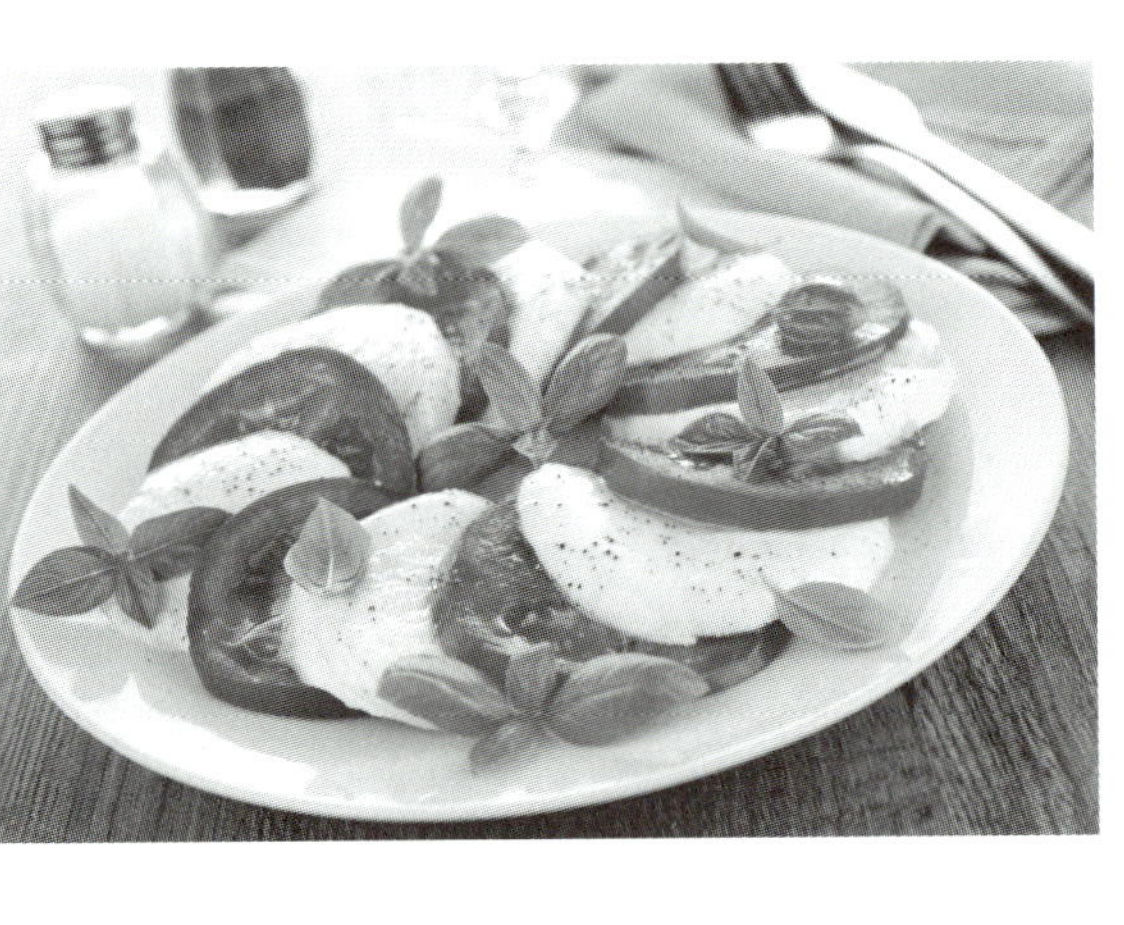

④野菜不足を解消！　ミネストローネスープ

切って材料を煮込むだけで、豊富な野菜を食べられるレシピ。

■食材（4人分）：トマト…3個、タマネギ…1個、セロリ…1個、エリンギ…4本、ベーコン…100g、ひよこ豆…適量、ニンニク…2片、ブイヨン（固形）…2個、オリーブオイル…大さじ2、塩コショウ…適量

■作り方：鍋にニンニクとオリーブオイルを入れて熱し、香りが立ったらトマト以外の具材（お好みの大きさに切ったもの）を投入し、炒める。具材がしんなりしたらざく切りしたトマトを潰しながら入れ、水とブイヨンを投入。中火で煮立て、塩コショウで味を整える。

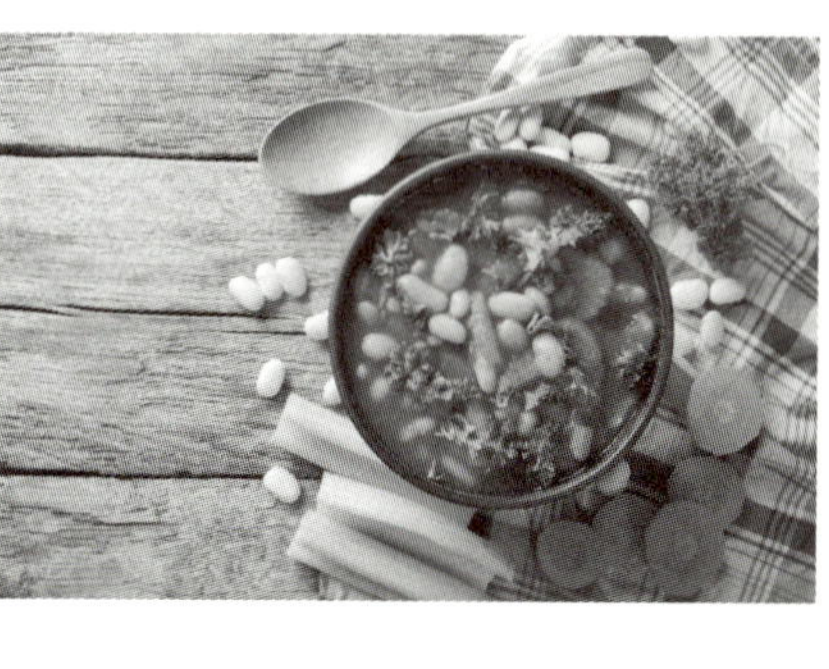

⑤手軽に魚を食べよう！新鮮刺身のカルパッチョ

魚介のカルパッチョは、スーパーで刺身を買ってくればすぐに作れるレシピです。もう1品欲しいというときに最適。

■食材（1皿分）：白身魚の刺身…1パック、粒コショウ…適量、野菜（水菜、ベビーリーフなど）…適量、オリーブオイル…大さじ2、塩…適量

■作り方：切った白身魚と野菜を皿に盛り付け、塩コショウとオリーブオイルをかける。お好みでレモンをスライスして、飾り付けても。

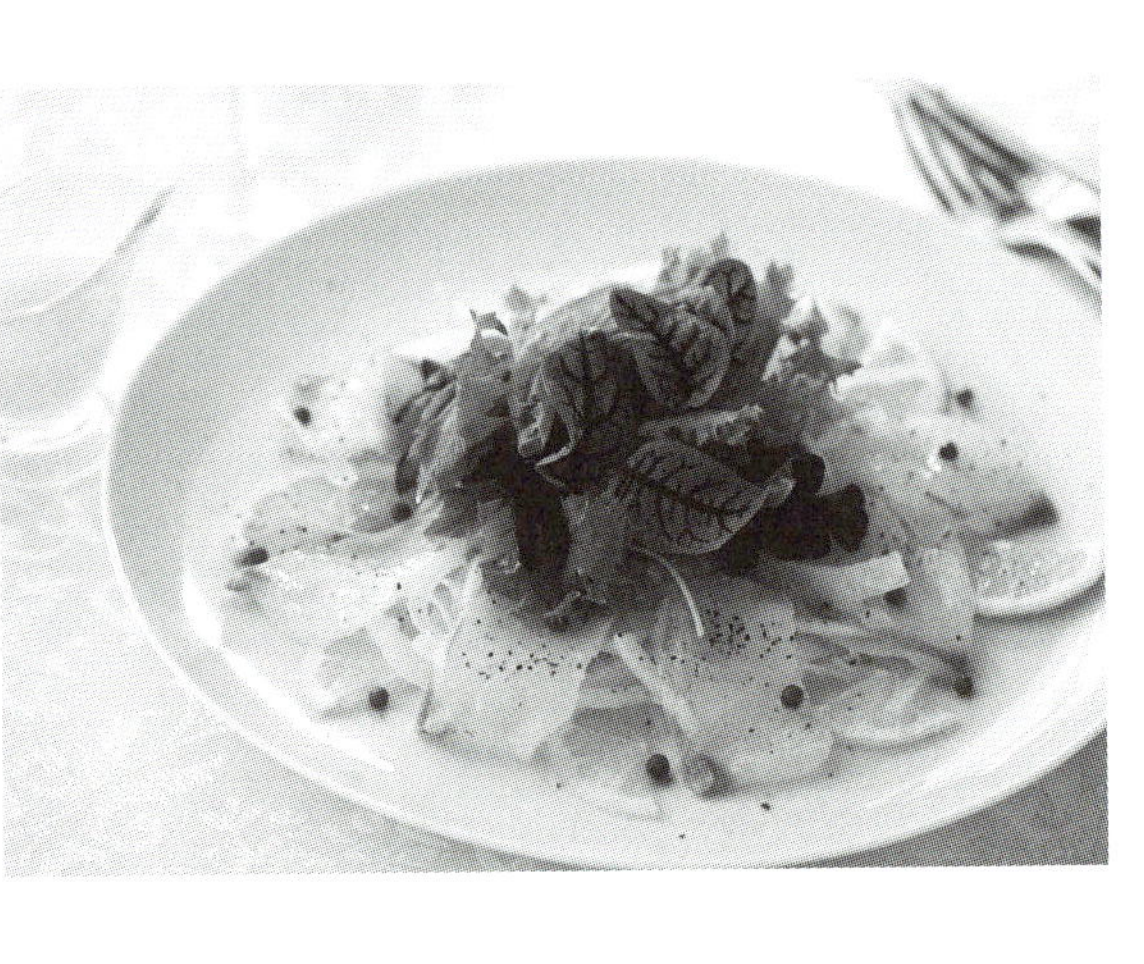

⑥これだけでお腹いっぱいに！主役級のナッツオン・パワーサラダ

私がいつも食べているサラダです。普通のサラダとの違いは、豆類とくだものとナッツを使うこと。野菜たっぷりで食感もバラエティに富むので、お腹もしっかりと満たされます。

■食材（1人分）：野菜（レタス、水菜、ベビーリーフなど）…適量、豆（レンズ豆、ひよこ豆などお好みで）…25g、くだもの（グレープ、オレンジなど）…適量、オリーブオイル…小さじ2杯、塩コショウ…適量、レモンやビネガー（バルサミコなどお好きなもの）…適量、ナッツ…適量

■作り方：食材を混ぜるだけ。

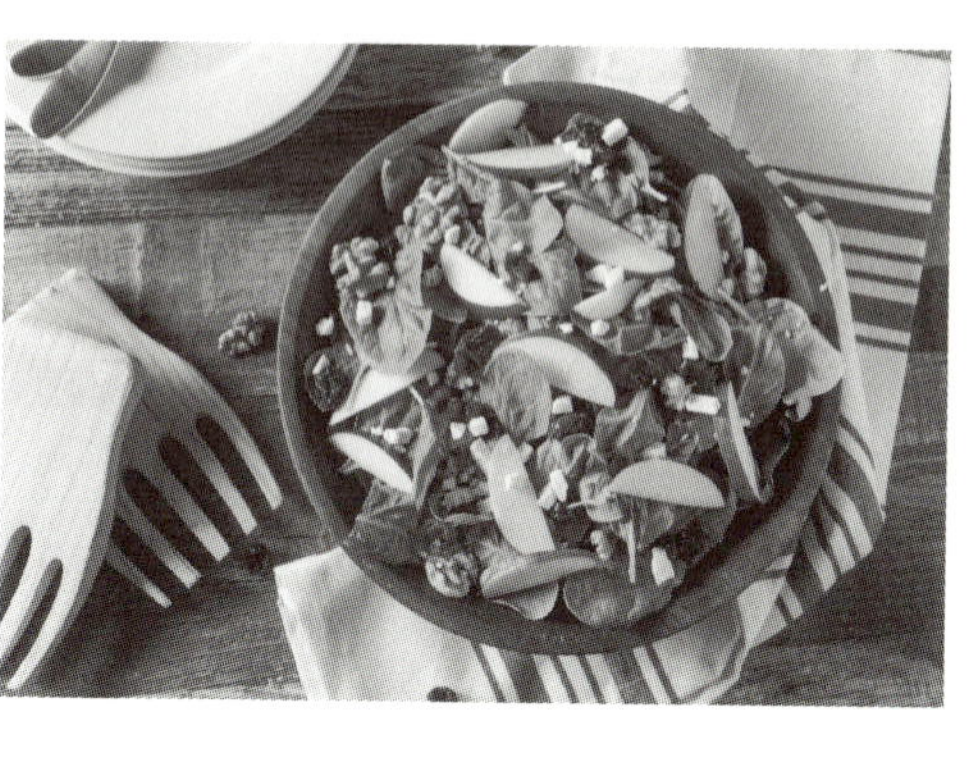

⑦ニンニクとチーズの香りが食欲をそそる魚介のアヒージョ

オシャレなイメージのあるアヒージョも、冷凍のシーフードミックスを使えば、簡単に作れます。赤ワインと一緒にならおいしいおつまみに。全粒粉のパンの上に乗せて食べれば主食にもなる、万能レシピです。

■食材（2人分）：エビ、イカ、アサリなどお好みの魚介類…250g、オリーブオイル…200㎖、ニンニク…1片、唐辛子…お好みで、塩コショウ…適量、粉チーズ…大さじ1杯

■作り方：フライパンにオリーブオイル、ニンニク、塩コショウ、唐辛子を入れ熱する。ニンニクの香りが立ってきたら下処理をした魚介類を入れ、火を通す。最後に粉チーズを全体にまぶす。

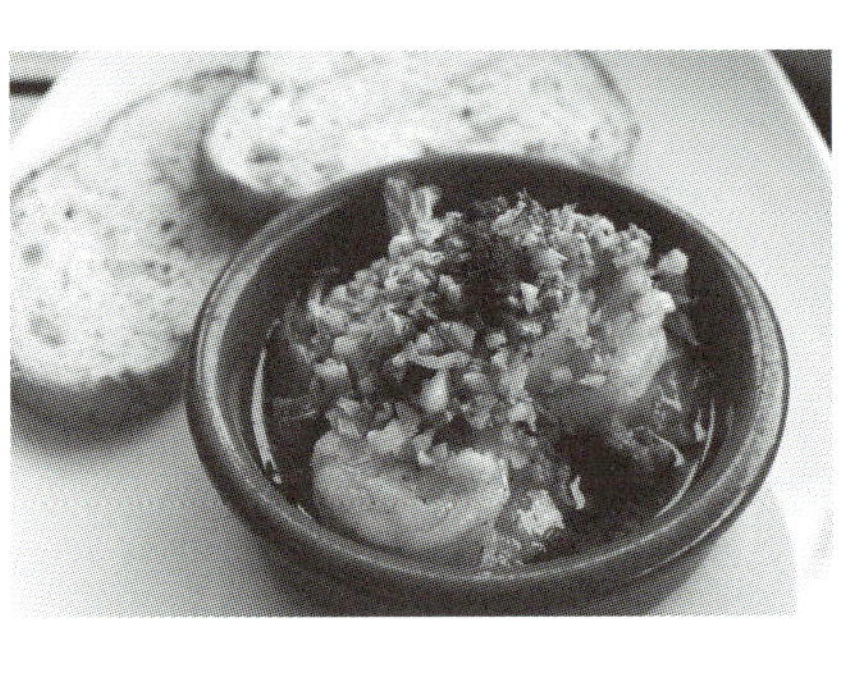

⑧大人のおやつにお勧め コショウがアクセントのチーズ＆はちみつトースト

ダイエット中だけど、スイーツが食べたい……。そんなときにお勧めなのがこのレシピ。クリームチーズの酸味とはちみつの程よい甘さが相性抜群です。

■食材（1名分）：薄切りの全粒粉パン…1～2枚、クリームチーズ…適量、はちみつ…適量、黒コショウ（お好みで）

■作り方：トーストした全粒粉パンにクリームチーズを塗り、はちみつ（好みで黒コショウ）をかける。

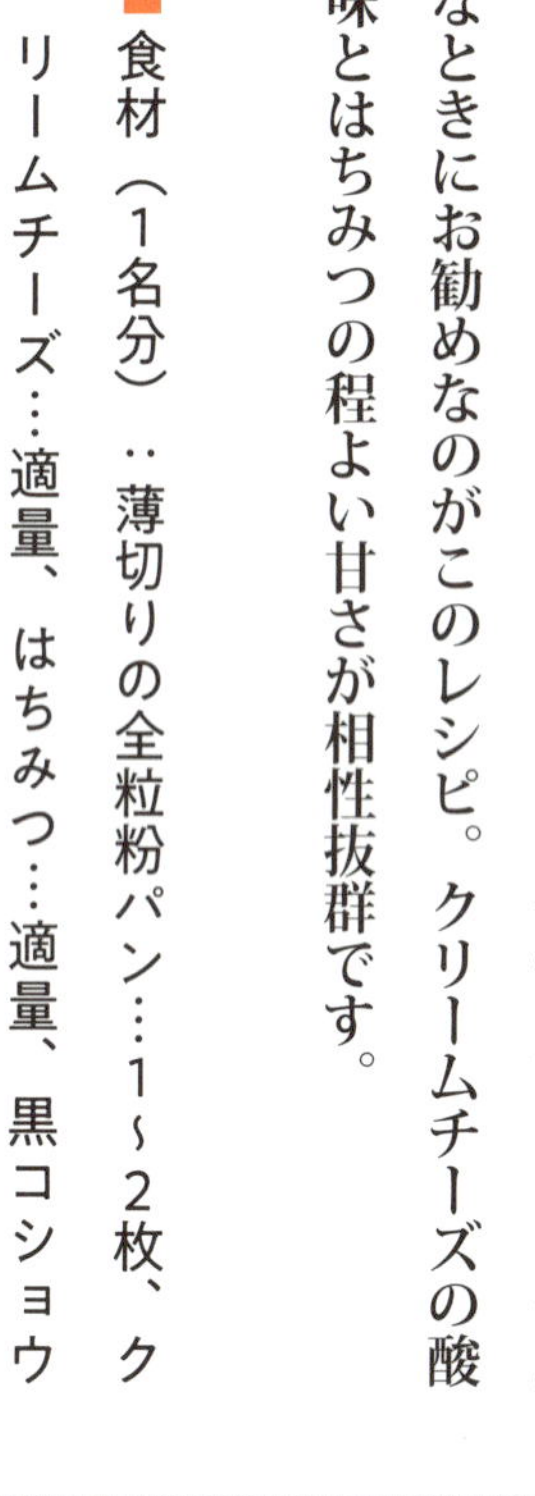

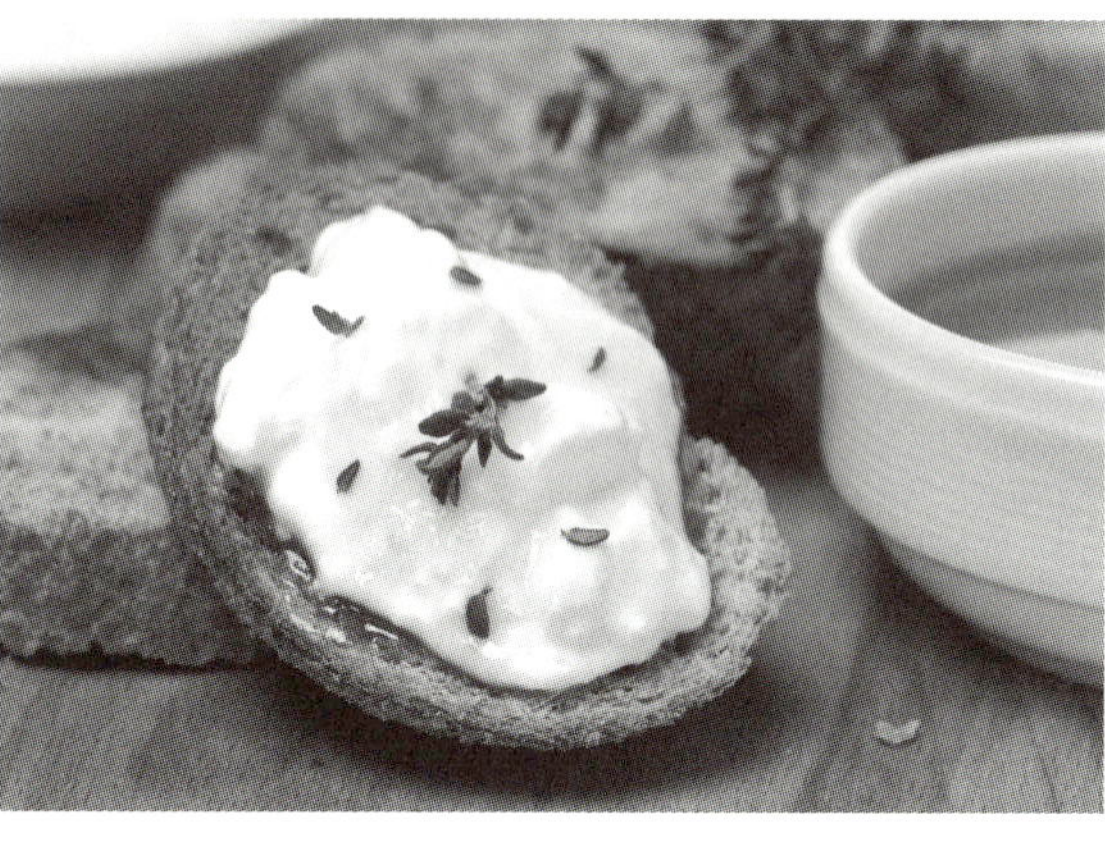

CHAPTER 5

Sofi F ほか.　Adherence to Mediterranean diet and health status: meta-analysis. *BMJ.* 2008年　337巻　a1344.

D'Alessandro A ほか.　Mediterranean diet pyramid: a proposal for Italian people. *Nutrients.* 2014年　6巻　4302-4316頁

Shai I ほか.　Weight loss with a low-carbohydrate, Mediterranean, or low-fat diet. *N Engl J Med.* 2008年　359巻　229-241頁

Ferreira GA ほか.　High-CHO diet increases post-exercise oxygen consumption after a supramaximal exercise bout. *Braz J Med Biol Res.* 2016年　49巻　e5656.

Fukuba Y ほか.　The effect of dietary restriction and menstrual cycle on excess post-exercise oxygen consumption (EPOC) in young women. *Clin Physiol.* 2000年　20巻　165-169頁

Martinez-Lacoba R ほか.　Mediterranean diet and health outcomes: a systematic meta-review. *Eur J Public Health.* 2018年　28巻　955-961頁

Malakou E ほか.　The combined effect of promoting the Mediterranean diet and physical activity on metabolic risk factors in adults: A systematic review and meta-analysis of randomised controlled Trials. *Nutrients.* 2018年　10巻　pii: E1577.

Marquis-Gravel G ほか.　Intensive lifestyle intervention including high-intensity interval training program improves insulin resistance and fasting plasma glucose in obese patients. *Prev Med Rep.* 2015年　2巻　314-318頁

Dalzill C ほか.　Intensive lifestyle intervention improves cardiometabolic and exercise parameters in metabolically healthy obese and metabolically unhealthy obese individuals. *Can J Cardiol.* 2014年　30巻　434-440頁

Álvarez-Pérez J ほか.　Influence of a Mediterranean dietary pattern on body fat distribution: Results of the PREDIMED-Canarias Intervention Randomized Trial. *J Am Coll Nutr.* 2016年　35巻　568-580頁

Mozaffarian D ほか.　Changes in diet and lifestyle and long-term weight gain in women and men. *N Engl J Med.* 2011年　364巻　2392-2404頁

Kim Y ほか.　Benefits of nut consumption on insulin resistance and cardiovascular risk factors: Multiple potential mechanisms of actions. *Nutrients.* 2017年　9巻　pii: E1271.

de Souza RGM ほか.　Nuts and Human Health Outcomes: A Systematic Review. *Nutrients.* 2017年　9巻　pii: E1311.

Jackson CL ほか.　Long-term associations of nut consumption with body weight and obesity. *Am J Clin Nutr.* 2014年　Suppl 1巻　408S-411S.

Saito E ほか.　Association of coffee intake with total and cause-specific mortality in a Japanese population: the Japan Public Health Center-based Prospective Study. *Am J Clin Nutr.* 2015年　101巻　1029-1037頁

Freedman ND ほか.　Association of coffee drinking with total and cause-specific mortality. *N Engl J Med.* 2012年　366巻　1891-1904頁

de Souza JFT ほか. High-Intensity Interval Training Attenuates Insulin Resistance Induced by Sleep Deprivation in Healthy Males. *Front Physiol.* 2017年 8巻 992頁

Adamson SB ほか. Extremely short-duration high-intensity training substantially improves the physical function and self-reported health status of elderly adults. *J Am Geriatr Soc.* 2014年 62巻 1380-1381頁

Ouerghi N ほか. Effects of high-intensity interval training on body composition, aerobic and anaerobic performance and plasma lipids in overweight/obese and normal-weight young men. *Biol Sport.* 2017年 34巻 385-392頁

Afzalpour ME ほか. Comparing interval and continuous exercise training regimens on neurotrophic factors in rat brain. *Physiol Behav.* 2015年 147巻 78-83頁

Freitas DA ほか. High intensity interval training modulates hippocampal oxidative stress, BDNF and inflammatory mediators in rats. *Physiol Behav.* 2018年 184巻 6-11頁

Murawska-Cialowicz E ほか. Crossfit training changes brain-derived neurotrophic factor and irisin levels at rest, after wingate and progressive tests, and improves aerobic capacity and body composition of young physically active men and women. *J Physiol Pharmacol.* 2015年 66巻 811-821頁

Slusher AL ほか. Impact of high intensity interval exercise on executive function and brain derived neurotrophic factor in healthy college aged males. *Physiol Behav.* 2018年 191巻 116-122頁

Kujach S ほか. A transferable high-intensity intermittent exercise improves executive performance in association with dorsolateral prefrontal activation in young adults. *Neuroimage.* 2018年 169巻 117-125頁

Domínguez-Sanchéz MA ほか. Acute effects of high intensity, resistance, or combined protocol on the increase of level of neurotrophic factors in physically inactive overweight adults: The BrainFit Study. *Front Physiol.* 2018年 9巻 741頁

Thum JS ほか. High-intensity interval training elicits higher enjoyment than moderate intensity continuous exercise. *PLoS One.* 2017年 12巻 e0166299.

Heisz JJ ほか. Enjoyment for high-intensity interval exercise increases during the first six weeks of training: Implications for promoting exercise adherence in sedentary adults. *PLoS One.* 2016年 11巻 e0168534.

Reljic D ほか. Effects of low-volume high-intensity interval training in a community setting: a pilot study. *Eur J Appl Physiol.* 2018年 118巻 1153–1167頁

Martinez N ほか. Affective and enjoyment responses to high-intensity interval training in overweight-to-obese and insufficiently active adults. *J Sport Exerc Psychol* 2015年 37巻 138–149頁

Nielsen G ほか. Health promotion: the impact of beliefs of health benefits, social relations and enjoyment on exercise continuation. *Scand J Med Sci Sports.* 2014年 Suppl 1巻 66-75頁

Jackson SE ほか. The influence of partner's behavior on health behavior change: the English Longitudinal Study of Ageing. *JAMA Intern Med.* 2015年 175巻 385-392頁

and cardiometabolic health. *Diabetologia*. 2017年　60巻　7-23頁

LaForgia J ほか.　Effects of exercise intensity and duration on the excess post-exercise oxygen consumption. *J Sports Sci*. 2006年　24巻　1247-1264頁

Schaun GZ ほか.　Acute effects of high-intensity interval training and moderate-intensity continuous training sessions on cardiorespiratory parameters in healthy young men. *Eur J Appl Physiol*. 2017年　117巻　1437-1444頁

Kravitz L 著 .『HIIT YOUR LIMIT: High-intensity interval training for fat loss, cardio, and full body health』　2018年　Apollo Pub 刊

Maillard F ほか.　Effect of high-intensity interval training on total, abdominal and visceral fat mass: A meta-analysis. *Sports Med*. 2018年　48巻　269-288頁

Trapp EG ほか.　The effects of high-intensity intermittent exercise training on fat loss and fasting insulin levels of young women. *Int J Obes* (Lond). 2008年　32巻　684-691頁

Kelly BM ほか.　An evaluation of low volume high-intensity intermittent training (HIIT) for health risk reduction in overweight and obese men. *BMC Obes*.　2017年　4巻　17頁

Vander Ploeg HP ほか.　Sitting time and all-cause mortality risk in 222 497 Australian adults. *Arch Intern Med*. 2012年　172巻　494-500頁

Biswas A ほか.　Sedentary time and its association with risk for disease incidence, mortality, and hospitalization in adults: a systematic review and meta-analysis. *Ann Intern Med*. 2015年　162巻　123-132頁

Shadyab AH ほか.　Associations of accelerometer-measured and self-reported sedentary time with leukocyte telomere length in older women. *Am J Epidemiol*. 2017年　185巻　172-184頁

Beddhu S ほか.　Light-intensity physical activities and mortality in the United States general population and CKD subpopulation.　*Clin J Am Soc Nephrol*.　2015年　10巻　1145-1153頁

Sperlich B ほか.　Prolonged sitting interrupted by 6-min of high-intensity exercise: circulatory, metabolic, hormonal, thermal, cognitive, and perceptual responses. *Front Physiol*. 2018年　9巻　1279頁

Little JP ほか.　Low-volume high-intensity interval training reduces hyperglycemia and increases muscle mitochondrial capacity in patients with type 2 diabetes.　*J Appl Physiol*. 2011年　111巻　1554-1560頁

Liu JX ほか.　Effectiveness of high-intensity interval training on glycemic control and cardiorespiratory fitness in patients with type 2 diabetes: a systematic review and meta-analysis.　*Aging Clin Exp Res*.　2019年　5巻　575-593頁

Bliwise DL ほか.　Habitual and recent sleep durations: Graded and interactive risk for impaired glycemic control in a biracial population.　*Am J Med*.　2017年　130巻　564-571頁

Tasali E ほか.　Slow-wave sleep and the risk of type 2 diabetes in humans.　*Proc Natl Acad Sci USA*.　2008年　105巻　1044-1049頁

参考文献

CHAPTER 1

厚生労働統計協会編　『図説 国民衛生の動向 2018/2019』　2018年　厚生労働統計協会刊

Moor SC ほか . Leisure-time physical activity and risk of 26 types of cancer in 1.44 million adults. *JAMA Intern Med.* 2016年　176巻　816-825頁

Houmard JA ほか.　Fiber type and citrate synthase activity in the human gastrocnemius and vastus lateralis with aging. *J Appl Physiol.* 1998年　85巻　1337-1341頁

内閣府 .「東京オリンピック・パラリンピックに関する世論調査」平成 27年度 .

https://survey.gov-online.go.jp/h27/h27-tokyo/zh/z20.html

CHAPTER 2

Azuma K ほか.　Potential universal application of high-intensity interval training from athletes and sports lovers to patients. *Keio J Med.* 2017年　66巻　19-24頁

Laursen P ほか著 .『Science and application of high-intensity interval training: Solutions to the programming puzzle』2018年　Human Kinetics, Inc 刊

体育科学センター編.　『スポーツによる健康づくり運動カルテ』　1983年　講談社刊

『HIIT　YOUR　LIMIT』Dr. Len Kravitz 著、APOLLO Publishers, 2018年

CHAPTER 3

Gillen JB ほか.　Twelve weeks of sprint interval training improves indices of cardiometabolic health similar to traditional endurance training despite a five-fold lower exercise volume and time commitment. PLOS One. 2016年　11巻　e0154075.

Weston KS ほか.　High-intensity interval training in patients with lifestyle-induced cardiometabolic disease: a systematic review and meta-analysis *Br J Sports Med.* 2014年　48巻　1227-1234頁

Choi HY ほか.　Superior effects of high-intensity interval training compared to conventional therapy on cardiovascular and psychological aspects in myocardial infarction. Ann Rehabil Med 2018年　42巻　145-153頁

Robinson MM ほか.　Enhanced protein translation underlies improved metabolic and physical adaptations to different exercise training modes in young and old humans. *Cell Metab.* 2017年　25巻　581–592頁

Miyamoto-Mikami E ほか.　Gene expression profile of muscle adaptation to high-intensity intermittent exercise training in young men. *Sci Rep.* 2018年　8巻 16811.

Sim AY ほか.　High-intensity intermittent exercise attenuates ad-libitum energy intake. *Int J Obes* (Lond). 2014年　38巻　417-422頁

Cassidy S ほか.　High-intensity interval training: a review of its impact on glucose control

【著者】

川田 浩志（かわだ・ひろし）

◉——東海大学医学部内科教授（血液内科学）、医学博士。日本内科学会認定専門医・指導医、日本血液学会認定専門医・指導医、日本抗加齢医学会認定専門医、米国内科学会・米国血液学会インターナショナルメンバー。

◉——東海大学大学院修了後、米国サウスカロライナ医科大学ポストドクトラルフェローを経て、2015年より現職。2016年より医学部教育計画部長、2017年より副医学部長を兼任。

◉——スポーツの普及に力を注ぐ東海大学の教員として、運動を取り入れた健康医学の研究と啓発に努めている。そんななか、近年、爆発的に科学的なエビデンスの増えている運動方法「ＨＩＩＴ」に着目。短時間で高い健康効果が得られる「ＨＩＩＴ」を推奨する、日本ではまだ数少ない医師のひとりである。

◉——専門分野についての講演依頼やTV・ラジオ・雑誌の取材も多い。

著書に、『HEALTH HACKS! ビジネスパーソンのためのサバイバル健康投資術』（ディスカヴァー・トゥエンティワン）、『長生きの統計学』（文響社）など。

【エクササイズ監修者】

福池 和仁（ふくいけ・かずひと）

◉——フィットネスクラブ「ティップネス」のカリスマインストラクター。

◉——楽しく、わかりやすいレッスンが人気で、TVなどのメディアで活躍中。

世界一効率がいい 最高の運動（せかいいちこうりつがいい さいこうのうんどう）　〈検印廃止〉

2019年６月27日　第１刷発行
2019年９月20日　第５刷発行

著　者——川田　浩志
発行者——齊藤　龍男
発行所——株式会社かんき出版
東京都千代田区麴町4-1-4 西脇ビル　〒102-0083
電話　営業部：03(3262)8011㈹　編集部：03(3262)8012㈹
FAX　03(3234)4421　振替　00100-2-62304
http://www.kanki-pub.co.jp/

印刷所——シナノ書籍印刷株式会社

ISBN978-4-7612-7425-2 C0030